糖尿病防治面面俱到

王爱红　程玉霞　主编

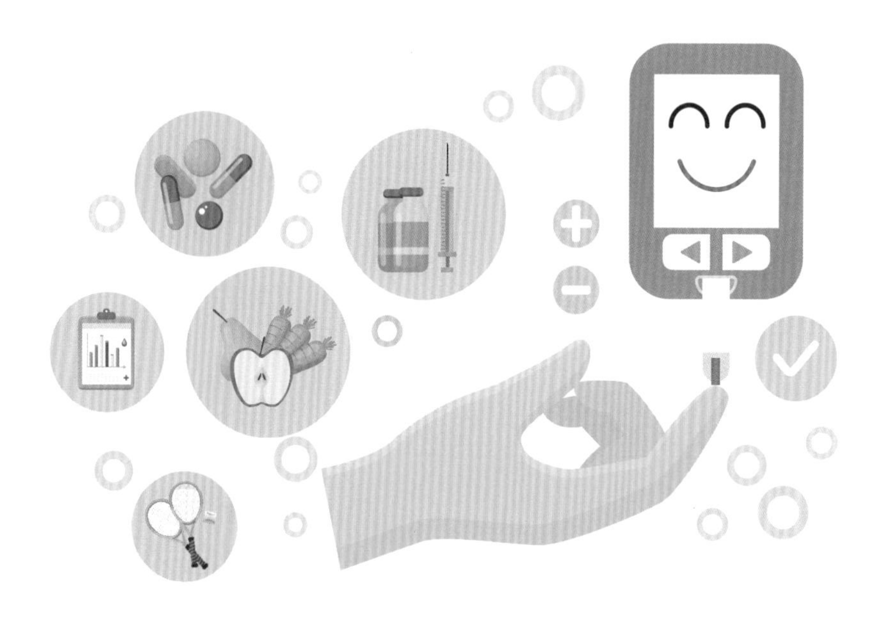

科学技术文献出版社
SCIENTIFIC AND TECHNICAL DOCUMENTATION PRESS
·北京·

图书在版编目（CIP）数据

糖尿病防治面面俱到 / 王爱红，程玉霞主编. —北京：科学技术文献出版社，2024.6

ISBN 978-7-5235-0881-7

Ⅰ. ①糖… Ⅱ. ①王… ②程… Ⅲ. ①糖尿病—防治—普及读物 Ⅳ. ① R587.1-49

中国国家版本馆 CIP 数据核字（2023）第 203465 号

糖尿病防治面面俱到

策划编辑：王黛君　责任编辑：王黛君　宋嘉婧　责任校对：张吲哚　责任出版：张志平

出 版 者　科学技术文献出版社
地　　址　北京市复兴路15号　邮编　100038
编 务 部　（010）58882938，58882087（传真）
发 行 部　（010）58882905，58882868
邮 购 部　（010）58882873
官方网址　www.stdp.com.cn
发 行 者　科学技术文献出版社发行　全国各地新华书店经销
印 刷 者　北京地大彩印有限公司
版　　次　2024 年 6 月第 1 版　2024 年 6 月第 1 次印刷
开　　本　880 × 1230　1/32
字　　数　161千
印　　张　7.25
书　　号　ISBN 978-7-5235-0881-7
定　　价　58.00元

编委会

主　编：王爱红　程玉霞

副主编：王　斌　李丽君　翟筱涵　石鸿雁　王　莉　武　迪

编　委：（按姓氏笔画排序）

卫　星　王　莉　王　斌　王　静　王建军
王爱红　石鸿雁　史鲁新　朱　平　乔　娜
刘　雯　牟玉梅　李　翔　李丽君　李莉琼
李萌萌　李翠林　杨　笑　杨月莹　张　美
张薇涵　武　迪　周　莉　赵　婕　赵振宇
赵晓宁　施瑾怡　贺俊利　夏丽萍　高　志
高慧娟　康　珊　程玉霞　肇炜博　翟筱涵
薛　婧　薛春媚　魏晓伟

绘　图：李京波　周鹏飞　周　玲

序 言

糖是甜的，病却是苦的，这是一对身心的矛盾体，如何做到科学的统一平衡，需要智慧和辩证法。糖尿病这个看似普通的名词，却承载着无数人的痛苦与挣扎。我本人作为一名长期受糖尿病困扰的患者，首先表达我对以王爱红主任、程玉霞主任为代表的医护专家们致力糖尿病防治科普宣传的敬意。本书的出版，似一盏拨开迷雾的明灯，启心明智，给予患者与疾病抗争的信心，重新绽放健康生命的希望。

我们的世界正面临着一场隐形的战斗。随着社会进步、寿命增长，人们在享受美好生活的同时，糖尿病已经成为全球性的公共卫生问题，其影响范围之广，影响人数之多无法让人忽视。党和国家非常重视人民健康问题，糖尿病领域是一种与生活方式密切相关的疾病，仍有很多未知问题需要创新探索。糖尿病防治已经上升为国家战略，健康知识普及和糖尿病防治成为健康中国战略的重大专项行动，加强对糖尿病的健康教育和健康促进工作是非常重要的一环。在我国社会中，糖友是三大慢性病主力军之一，且逐年呈上升的趋势，给我国医疗系统和社会经济带来巨大的负担，成为大众关注的重点和焦点，糖友作为自己健康的第一责任人，自我健康管理可能比治疗疾病本身更重要。通过科普，我们可以提高对血糖的认知水平，帮助自己更好地管理病情，从而改善生活质量、活出生命精彩。

这本书，正是我们向这场战斗发起冲锋的又一次集结号。它简洁明了、通俗易懂，让你明明白白了解什么是血糖，对病情危害知己知彼、防治有策，全面揭开“药“”针“神秘面纱，在“慧吃慧动、自我管理”中守护健康平衡，点亮“糖妈妈”们希望的灯塔，为她们孕育新生保驾护航。通读本书后，我也从中悟出“认知在前，预防为先，科学治疗，自我管理，合理饮食、规律运动，定期监测，动态应对”的32字自我管理心得，一并分享给糖友们。

王爱红、程玉霞团队长期跟踪糖尿病防治领域理论技术前沿，主动学习掌握新理念，跟进新技术，在临床研究和实践中取得许多创新型成果，这本书也是她们的智慧结晶。在这里，特别感谢本书的主编和所有为糖尿病防治事业做出贡献的专家、学者，希望每一个读者都能从本书中获益，让我们一起用知识的力量，为糖尿病患者点一盏明灯，为健康加油。

2024年6月18日

目 录

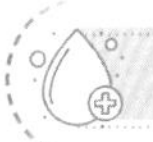

第三章“药”我说，该如何正确选择口服降糖药呢？

第四章 众里寻它，“针”心为你

第五章 “慧”吃“慧”动，守护血糖

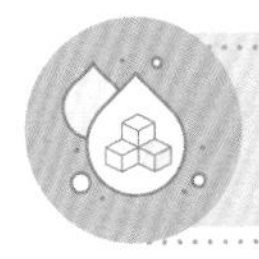

第一章　明明白白，认识血糖

血糖是什么？

大家都知道糖尿病是因为体内血糖高而得名的，那血糖是什么呢？了解糖尿病，让我们先从了解血糖开始吧。

血糖是指血液中的葡萄糖，体内各器官和组织细胞活动所需的能量大部分来源于葡萄糖，它是身体必不可少的营养物质之一。我们日常吃的米饭、馒头、水果等经过消化系统转化为单糖（如葡萄糖、果糖等）进入血液，随血流运送到全身的各组织细胞，成为能量来源。如果这些能量暂时消耗不了，则转为糖原贮存在肌肉和肝脏中。但如果摄入过多的糖分，多余的糖则会转变为脂肪。

当食物中的糖分消化完毕后，储存在肝脏中的糖原可被分解，维持血糖的正常浓度。当饥饿或长时间消耗大量能量时，肝糖原被消耗完毕后，细胞将分解脂肪来供应能量，脂肪代谢的中间产物之一即是我们熟悉的酮体，当肝脏内酮体产生的速度超过肝外组织利用的速度时，血液中的酮体浓度升高，过多的酮体从尿中排出，导致尿酮体阳性（图 1–1）。

体内的血糖是由一对作用相反的激素调节的：一个是能降低血糖的激素，即大家熟悉的胰岛素，它是由胰岛 β 细胞分泌的；另外一个升高血糖的激素是由胰岛 α 细胞分泌的，即胰高血糖素。功能正常的胰岛可根据体内血糖的浓度，调整两种激素的分泌来维持血糖水平的正常。

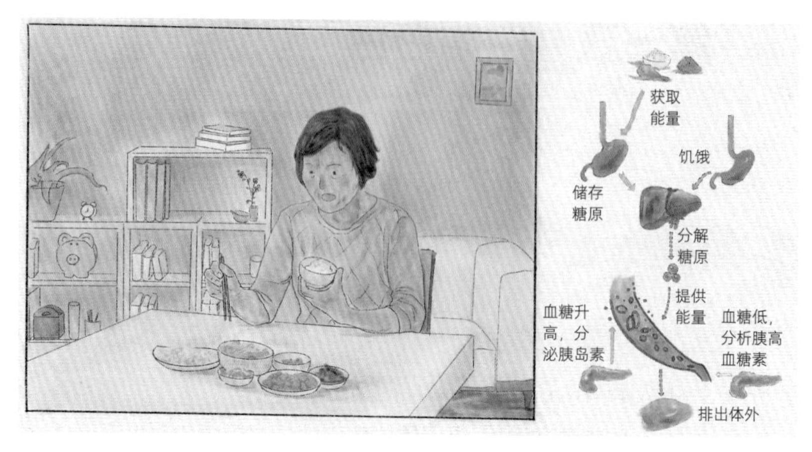

图 1-1 食物中葡萄糖进入人体后的去路

诊断糖尿病的血糖值是指静脉血浆葡萄糖数值，空腹状态下（至少 8 小时无任何热量摄入）血糖的正常值为 3.9 ~ 6.1 mmol/L，餐后 0.5 ~ 1 小时（从进食第一口饭）血糖达高峰，但不会超过 11.1 mmol/L，餐后 2 小时（从进食第一口饭）的正常值为 3.9 ~ 7.8 mmol/L。指尖的血糖是毛细血管的葡萄糖值，通常毛细血管的葡萄糖值＜静脉血浆葡萄糖值。随机血糖是指不考虑进餐时间，任意时间的血糖。

除了血糖，您就诊时医生经常提到的每 3 个月到半年要查一次的糖化血红蛋白是什么呢？它是血液中的葡萄糖与红细胞中的血红蛋白不可逆结合的产物，随红细胞消亡而消失，因红细胞的生存周期为 120 天左右，所以糖化血红蛋白可以反映测定前 2 ~ 3 个月血糖的平均水平。因其结构稳定，被用来作为糖尿病控制的监测指标，2020 年版《中国 2 型糖尿病防治指南》中也将它纳入了糖尿病的诊断标准，正常值为 4% ~ 6%。

糖尿病是什么？

糖尿病是由遗传和环境因素共同作用引起的以慢性高血糖为特征的代谢性疾病，因体内胰岛素分泌缺陷和 / 或胰岛素敏感性降低导致。长期碳水化合物、脂肪及蛋白质代谢紊乱可引起多器官损害，导致眼、神经、肾脏、心脏、血管等组织器官慢性进行性损害、功能障碍及衰竭。

一般糖尿病的发展经历三个阶段：高危人群、糖尿病前期、糖尿病。其中糖尿病前期有两种情况：一是空腹血糖偏高；二是糖耐量异常。目前，我国糖代谢状态分类采用的是国际通用 1999 年的 WHO（世界卫生组织）标准（表 1–1）。

表 1-1　糖代谢状态分类

糖代谢状态	静脉血浆葡萄糖（mmol/L）	
	空腹血糖	糖负荷后 2 小时血糖
正常血糖	< 6.1	< 7.8
空腹血糖受损	≥ 6.1；< 7	< 7.8
糖耐量减低	< 7	≥ 7.8；< 11.1
糖尿病	≥ 7	≥ 11.1

* 注：空腹血糖受损和糖耐量减低统称为糖调节受损，也称糖尿病前期；空腹血糖正常范围的下限通常为 3.9 mmol/L。

糖尿病的症状通常有小便次数、饮水量及进食量增多，体重下降，即通常说的“三多一少”症状，常伴有乏力，部分患者以尿路感染及视物模糊就诊时发现高血糖。糖尿病的诊断标准见表 1–2，特别要说的是，急性感染、创伤及其他应激情况下可出现暂时性血糖升高，不能以此时的血糖值诊断糖尿病，可待应激消除后，确定糖代谢状态。妊娠期有单独的诊断标准，在后面章节会解答。

表 1-2　糖尿病的诊断标准

诊断标准	静脉血浆葡萄糖或 HbA1c 水平
有典型糖尿病症状	
加上随机血糖	≥ 11.1 mmol/L
或加上空腹血糖	≥ 7.0 mmol/L
或加上 OGTT 2h 血糖	≥ 11.1 mmol/L
或加上 HbA1c	≥ 6.5%
无糖尿病典型症状者，需改日复查确认	

* 注：OGTT 为口服葡萄糖耐量试验；HbA1c 为糖化血红蛋白；典型糖尿病症状包括烦渴多饮、多尿、多食、不明原因体重下降；随机血糖指不考虑上次用餐时间，一天中任意时间的血糖，不能用来诊断空腹血糖受损或糖耐量减低；空腹状态指至少 8 小时没有摄入热量。

我国目前对糖尿病的分型是根据病因来分的，有四大类，即 1 型糖尿病、2 型糖尿病、妊娠期糖尿病和其他特殊类型糖尿病。1 型糖尿病的发病与自身免疫系统相关，起病迅速，通常有典型的“三多一少”症状，常因糖尿病酮症酸中毒起病。2 型糖尿病的发病与遗传、生活习惯及年龄等相关，起病隐匿，高血糖可持续数年后被发现。

糖尿病的并发症（图 1–2），主要包括急性并发症和慢性并发症。急性并发症主要包括糖尿病酮症酸中毒、高血糖高渗状态、乳酸酸中毒和糖尿病相关低血糖。慢性并发症包括：①糖尿病微血管病变：糖尿病神经病变（包括周围神经病变和自主神经病变）、糖尿病肾病、糖尿病视网膜病变；②糖尿病大血管病变：冠心病、脑卒中、下肢动脉硬化闭塞等。

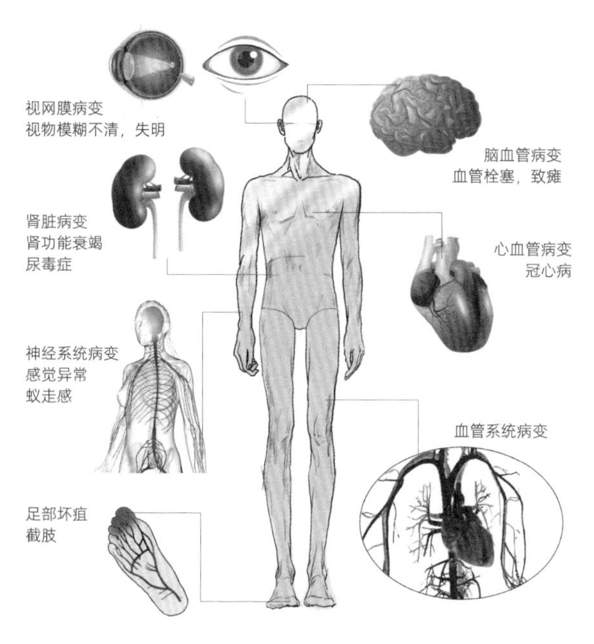

图 1-2 糖尿病的并发症

糖尿病的降糖治疗因分型不同治疗方案也不同，1 型糖尿病以胰岛素治疗为基础，多种控制方式同时进行，2 型糖尿病以改善生活方式为基础，控制方式根据血糖及胰岛功能情况逐渐增加。糖尿病的治疗还包括血压、血脂、心血管危险因素等的综合管理。

最后，重点要说的是，糖尿病是一种慢性病，需要长期坚持控制血糖，才能预防糖尿病并发症的出现，从而提高生活质量。

糖尿病为什么“盯上”我？

很多糖尿病患者们会问医生：我很少吃糖，糖尿病为什么会盯上我？我是糖尿病的高危人群吗？怎么预防糖尿病？下面就对大家常常提到的问题一一解惑。

一、我患糖尿病的概率到底有多大？

根据我国 8 次全国性糖尿病流行病学调查情况结果来看，我国 18 岁及以上人群糖尿病患病率从 1980 年的 0.67%，跃升到 2017 年的 11.2%。这意味着在中国，每 10 人中有 1 人患有糖尿病。你是不是那十里挑一的“幸运儿”呢？

二、我很少吃糖，为什么会得糖尿病？

前面已经提到，血糖是指血液中的葡萄糖，它的来源除了日常食物中加入的白糖（属于蔗糖），还有各种粮食中的淀粉，水果、蔬菜和蜂蜜中的果糖等，它们在体内都可以转化为葡萄糖，导致血糖升高。因此，不吃糖不等于没有摄入糖，水果、粮食和白糖都是一个系统，长期摄入过多会造成热量过多，引起血糖升高，也会引起肥胖而导致 2 型糖尿病。

三、糖尿病的危险因素有哪些？

糖尿病的危险因素分为可控制的危险因素和不可控制的危险因素。不可控制的因素有种族、年龄、家族糖尿病遗传史、妊娠糖尿病史、巨大儿生产史、多囊卵巢综合征等。可控制的因素有吸烟、超重、肥胖、糖尿病前期、高血压、高血脂、高尿酸血症、服用可增加糖尿病发生风险的药物等。如果您想减少自己发生糖尿病的风险，就从控制危险因素做起吧。

四、我是糖尿病的高危人群吗？

成年高危人群：①一级亲属（父母、子女及兄弟姐妹）中有糖尿病病史的人群；②中年人（年龄≥ 40 岁）；③超重（BMI ≥ 24 kg/㎡）或肥胖（BMI ≥ 28 kg/㎡）和/或中心型肥胖（男性腰围≥ 90 cm，女性腰围≥ 85 cm）人群；④高血压和血脂异常者、动脉粥样硬化性心血管疾病患者；⑤吸烟者、缺乏运动者、静坐生活方式、高热量饮食习惯的人；⑥有糖尿病前期史的人群；⑦有多囊卵巢综合征、巨大儿生产史或有妊娠糖尿病史的女性；⑧有黑棘皮症或伴有与胰岛素抵抗相关的临床状态的患者；⑨长期使用抗精神病药物、抗抑郁药物治疗和他汀类药物治疗的患者（图 1-3）。

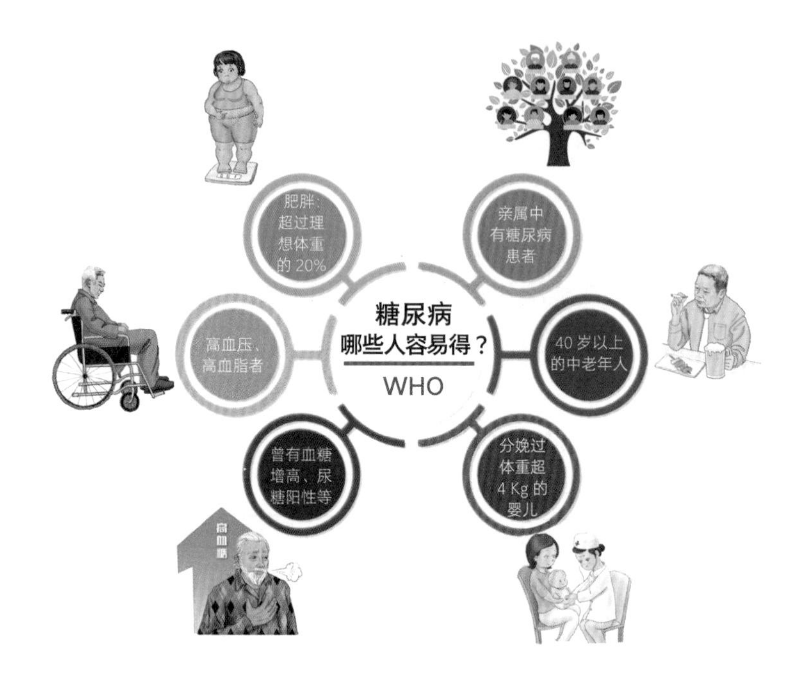

图 1-3 糖尿病的高危人群

了解了糖尿病的发病率、危险因素及高危人群后，您一定想知道，怎么预防糖尿病吧？控制危险因素，定期检测血糖，一旦血糖出现异常，积极就诊，做到早发现、早预防。总结为一句话：保持健康的饮食、作息和运动，不惧就医，及时就医，科学预防糖尿病。

刚得糖尿病，我该做什么？

如果按照前面提到的诊断标准确诊了糖尿病，不要惊慌失措、六神无主，也不要相信任何偏方，去正规的医院就诊，正确的做法如下。

1. 听医护人员的建议：向医生了解自己血糖的情况、胰岛功能、糖尿病的分型、治疗方案，确认自己的治疗方案，因为 2 型糖尿病患者常合并代谢综合征，如高血压、血脂异常、肥胖等，因此科学、合理的 2 型糖尿病治疗策略应该是综合性的，包括血糖、血压、血脂和体重的控制（表 1–3），但也应遵循个体化的原则，根据自身年龄、合并症、并发症等情况，综合评估。向糖尿病健康教育护士学习糖尿病健康知识、如何饮食及运动也同等重要。

表 1-3　2 型糖尿病的综合控制目标

测量指标	目标值
毛细血管血糖（mmol/L）	
空腹	4.4 ~ 7
非空腹	＜ 10
糖化血红蛋白（%）	＜ 7
血压（mmHg）	＜ 130/80
总胆固醇（mmol/L）	＜ 4.5
高密度脂蛋白胆固醇（mmol/L）	
男性	＞ 1

续表

测量指标	目标值
女性	＞1.3
甘油三酯（mmol/L）	＜1.7
低密度脂蛋白胆固醇（mmol/L）	
未合并动脉粥样硬化性心血管疾病	＜2.6
合并动脉粥样硬化性心血管疾病	＜1.8
体重指数	＜24

* 注：1 mmHg=0.133 kPa

2. 调整生活方式，规律饮食，适量运动，戒烟，包括电子烟，并尽量减少吸二手烟的时间。根据个人体重、饮食习惯、劳动强度等，采取个体化的饮食方案，在保证营养均衡的条件下，规律饮食，达到并维持合理体重，获得良好的血糖、血脂、血压的控制，以延缓糖尿病并发症的发生发展。增加日常身体活动，减少静坐时间。规律作息，不熬夜，减少血糖波动。

3. 监测血糖及糖化血红蛋白：自行监测血糖，尤其是刚确诊的糖友，应监测空腹及三餐餐后 2 小时血糖，必要时监测夜间血糖，根据血糖监测结果寻求医生帮助调整降糖方案，待血糖稳定后可适当减少监测血糖次数。每 3 ～ 6 个月检测一次糖化血红蛋白。

4. 完善检查，了解是否存在糖尿病并发症及合并症：很多糖友，尤其是 2 型糖尿病的糖友们，在确诊糖尿病前可能糖尿病就已经存在数年，应完善糖尿病的相关检查以明确是否已存在糖尿病并发症和合并症。

糖尿病，我该如何全面了解你？

糖友们应该经常听说："糖尿病不可怕，并发症才可怕。"因此，要全面了解糖尿病，就要了解糖尿病并发症及合并症，那除了测血糖，还有哪些检查可以帮助我们了解糖尿病的并发症及合并症呢，它们的检查频率是多久呢（表1–4，表1–5）？

1. 首次确诊时检测的项目：需测量身高、体重。了解自己的体重指数（BMI），检测血压，完善尿常规、尿微量白蛋白、糖化血红蛋白、肝功能、肾功能、血脂、腹部超声、颈动脉及下肢动脉彩超、心电图、眼底病变筛查、神经病变情况，如合并高血压，应完善24小时动态血压监测，以了解是否合并肥胖、高血压、高尿酸血症、高脂血症、脂肪肝、动脉硬化等合并症情况，以及是否存在糖尿病肾病、糖尿病视网膜病变及糖尿病神经病变等并发症情况。

2. 每月检测的项目：血压、体重、腰围，家中可备血压计、体重秤、卷尺，每月至少检测一次，以了解自身的基本状况。

3. 每3个月到半年检测的项目：前面已经提到，糖化血红蛋白需要3个月检测一次，如果血糖控制平稳后，可半年检测一次。

4. 每年检测项目：尿常规、尿微量白蛋白、肝功能、肾功能、血脂、腹部超声、颈动脉及下肢动脉彩超、心电图、眼底病变筛查、神经病变筛查。如已经存在上述异常的糖友们，应根据医嘱，增加检测频次。

上面提到的都是常规检测的项目，可定期用来评估糖友们并发症及合并症的情况，但当存在发热、感染、恶心、呕吐等特殊情况时，应及时完成血糖、血压、尿常规等检查，必要时及时到医院就诊，以防贻误病情。

表 1-4 “新”患者需做检查的相关说明

检查什么	检查时要注意什么	为什么要做这个检查
身高、体重	无特殊	制订糖尿病饮食计划，帮助选择降糖药物
体重指数	体重（以千克为单位）除以身高（以米为单位）的平方	
腹围	站立，两脚间距离与肩同宽，平肚脐水平绕腰一周	
空腹血糖	距前一天晚餐 8 小时以上，期间不要进食，可不必严格限制饮水	了解血糖水平，提供确诊糖尿病的依据，帮助选择降糖药物
餐后 2 小时血糖	吃第一口饭看表计时，2 小时后检测	
口服葡萄糖耐量试验（或馒头试验）	若血糖不正常又没有达到糖尿病诊断标准时进行此项检查：早晨空腹检测空腹血糖后，将 75 克葡萄糖粉溶在 300 ~ 500 毫升水里，5 ~ 10 分钟内喝完，或吃 100 克面粉（生重）做的馒头（熟重约 150 克，不能吃其他任何食物，可少量饮水），喝或吃的第一口时看表计时，2 小时后抽血检测血糖	

续表

检查什么	检查时要注意什么	为什么要做这个检查
糖化血红蛋白	无特殊	了解近 2 ~ 3 个月的血糖控制情况
胰岛素释放试验 C 肽释放试验	方法同口服葡萄糖耐量试验或馒头试验	了解胰岛细胞功能状态，有助于糖尿病分型和药物选择
胰岛细胞抗体	无特殊	有助于糖尿病分型
尿常规，包括尿糖、尿酮体、尿蛋白、白细胞	最好是晨起第一次尿	有助于糖尿病分型，了解肾脏情况，有无泌尿系统感染及酮症
尿微量白蛋白或尿蛋白与肌酐比值	前者需要记录一天的总尿量	了解有无肾脏早期并发症
肝功能、肾功能	肝功能要空腹抽血	了解肝肾情况，为合理选择降糖药物提供依据
血脂，包括胆固醇、甘油三酯、低密度脂蛋白、高密度脂蛋白	一般空腹抽血	如有异常，需使用降脂药物
血压	测量血压之前休息片刻，测量时手臂肌肉要放松，不要紧握拳头	如异常，要给予相应治疗

续表

检查什么	检查时要注意什么	为什么要做这个检查
眼底检查	无特殊	了解有无眼部并发症
心电图、心脏彩超	无特殊	了解有无冠心病及心功能不全
神经检查	无特殊	了解有无糖尿病周围神经病变
下肢血管超声	如下肢有不舒服症状选做	了解下肢血管情况

表 1-5 “老”病友需做检查的相关说明

检查什么	多长时间检查一次
身高、体重、腰围、体重指数	经常查
血压	经常查
空腹血糖、餐后血糖、随机血糖	经常查，必要时随时查
糖化血红蛋白	至少每 3 ~ 4 个月复查一次
肝功能、肾功能	至少每半年复查一次
胆固醇、甘油三酯、高密度脂蛋白、低密度脂蛋白	至少每半年复查一次
尿常规	至少每半年复查一次
尿微量蛋白或尿蛋白与肌酐比值	至少每年复查一次
眼、神经、足部检查	至少每年复查一次
胸片、心电图	至少每年复查一次或必要时
血管检查	至少每 4 年复查一次或必要时

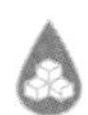 糖尿病真的可以“逆转”吗？

“得了糖尿病，可以逆转，不用吃药、不用打针吗？”您也许这样问过您的医生，那恭喜您，部分2型糖尿病真的可以，不过不是“逆转”，是缓解，它的诊断标准是停用降糖药物至少3个月后，糖化血红蛋白＜6.5%。缓解机制与纠正肥胖或显著改善体质量、改善胰岛素抵抗和高胰岛素血糖、胰岛β细胞去分化及转分化等相关。体重控制体重方面：BMI达到正常水平，伴有肥胖的2型糖尿病患者体质量至少减轻10 kg以上（最好减15 kg以上）或减重10%以上。

刚才说到了部分2型糖尿病患者可以做到糖尿病缓解，那它需要什么基础条件呢？2021年的《缓解2型糖尿病中国专家共识》提到“ABCD”的评估方法（表1–6）。

表1-6 2型糖尿病患者缓解机会的四个维度

维度	评估内容
A（Antibody，抗体）	谷氨酸脱羧酶抗体（GADA）及其他1型糖尿病相关抗体阴性，表示患者不存在破坏自身胰岛β细胞的自身免疫反应
B（BMI）	BMI ≥ 25 kg/m^2（或男性腰围＞90 cm、女性腰围＞85 cm）
C	
C1（C肽）	空腹C肽≥ 1.1 μg/L、餐后2小时C肽≥ 2.5 μg/L时，表示尚有一定的胰岛β细胞功能有逆转的基础

续表

维度	评估内容
C2（Complication review，并发症评估）	如有心血管疾病和严重视网膜病变，要进行心肺功能评估，避免高强度运动，以免发生意外事件，如有慢性肾病，不宜选用生酮饮食和高蛋白饮食作为缓解方案
D（Duration，病程）	临床证据显示，病程≤5年的2型糖尿病患者在干预后发生缓解的机会较高

需要特别提醒的是，这里提到的糖尿病，都是指2型糖尿病，要排除特殊类型的糖尿病，包括皮质醇增多症、胰高血糖素瘤及一些遗传因素导致的糖尿病，它们需要诊断病因、对症治疗才可能使症状得到缓解。对于病程较长、并发症严重、胰岛功能差的患者，目前并没有可以缓解的临床证据。

实现缓解的办法目前有强化生活方式干预（饮食、运动等）、减重药物、早期胰岛素强化治疗、代谢手术等方法。

对照以上评估方法，如果您符合上述条件，不想吃药、又不想打针，那么就请快快就诊于内分泌科，让医生为您评估您的糖尿病是否可以缓解吧。

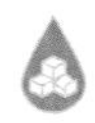 何为低血糖？

前面说到了糖尿病的诊断及控制目标，但是对于糖尿病患者来说，低血糖有的时候更让其猝不及防。那我们先了解一下什么是低血糖吧，低血糖是指血浆中葡萄糖水平下降，对于非糖尿病患者来说，低血糖的诊断标准为血糖小于 2.8 mmol/L；糖尿病患者血糖水平≤ 3.9 mmol/L 就属于低血糖，常常会出现心慌、大汗，伴有饥饿感，部分患者可出现濒死感、神智改变。

一、低血糖的易发人群

2 型糖尿病患者低血糖的发生率低，1 型糖尿病患者低血糖的发生率约为 30%，而对于胰岛素治疗的 2 型糖尿病患者来说，低血糖的发生率与 1 型糖尿病患者相似。此外，肝肾功能不全的患者、大量饮酒的人群、青年女性、新生儿也容易发生低血糖。

低血糖的诊断标准如表 1–7 所示。

表 1-7　低血糖的诊断标准

人群	低血糖值
正常成人	＜ 2.8 mmol/L
2 天内新生儿	＜ 1.8 mmol/L
2 天以上新生儿	＜ 2.22 mmol/L
糖尿病患者	＜ 3.9 mmol/L

二、低血糖按照危险程度分级

血糖警惕值：血糖≤ 3.9 mmol/L，此时需要补充快速分解的碳水化合物纠正低血糖，降糖方案也需要调整。

临床显著低血糖：血糖< 3.0 mmol/L，提示有严重的、临床上有重要意义的低血糖。

严重低血糖：没有固定的血糖特定值，伴有严重的认知功能障碍且需要其他措施帮助恢复的低血糖。

三、低血糖的临床表现

1. 交感神经过度兴奋症状：是一种低血糖引起的代偿反应，对预防低血糖的加重具有重大意义，主要包括大汗、颤抖、视力模糊、饥饿、软弱无力、紧张、面色苍白、心慌、恶心、呕吐、四肢发凉等。

2. 中枢神经受抑制症状：常发生于伴有自主神经病变的患者，或者反复发生低血糖导致机体调节血糖的能力降低的患者。主要包括嗜睡、震颤、精神失常，部分患者可出现躁动不安、痉挛、惊厥、昏迷。慢性反复发作的低血糖可致患者出现记忆力下降、智力减退、精神失常或性格变异等表现。

但一些患者发生低血糖时可表现为行为异常或其他非典型症状，如不能控制自己的情绪、突然变得邋遢、违拗。另外有些屡次发生低血糖的患者，可表现为无症状的低血糖，甚至低血糖昏迷。

严重的低血糖可导致昏迷，也可诱发恶性心脑血管事件的发生，因此千万不能忽视，在降糖过程中，要注意早期识别，一旦确认为低血糖，一定要尽快纠正，以减少低血糖诱发不良事件的发生风险。但出现不明原因的低血糖时，应尽快到内分泌科就诊寻找病因。

 跟着指南学目标——老年糖尿病

我国老龄化加剧，2020年第七次全国人口普查数据显示，我国老年人口（年龄≥60岁）占总人口的18.7%（2.604亿），其中约30%的老年人患有糖尿病（7813万，95%以上是2型糖尿病），糖尿病的并发症是老年人健康生存的主要危险因素，前面已经提到2型糖尿病人群的综合管理目标，那老年人的是什么样的呢？让我们跟随《中国老年2型糖尿病防治临床指南（2022年版）》学习老年人的控制目标吧。

首先给大家说的是糖尿病的诊断标准是不受年龄影响的。但是控制目标应该在医生的指导下，根据老年人的糖尿病病程、胰岛功能情况、低血糖风险、并发症及合并症情况、自我管理能力等情况，进行个体化的制定，主要目的是在低血糖发生的情况下，避免或减少糖尿病并发症的发生及降低进展的风险，对老年患者血糖控制可参考表1–8。

表1-8 老年2型糖尿病血糖控制标准

项目	良好控制标准	中间过渡阶段	可接受标准
糖化血红蛋白	≤7	7＜HbA1c＜8	8 ~ 8.5
空腹血糖	4.4 ~ 7	5 ~ 7.5	5 ~ 8.5
餐后2 h血糖	＜10	＜11.1	＜13.9
治疗目标	预防并发症发生	减缓并发症进展	避免高血糖的急性损害

续表

项目	良好控制标准	中间过渡阶段	可接受标准
适应的患者条件	适用于新诊断、病程短、低血糖风险低、应用非胰岛素促泌剂类降糖药物治疗为主、自理能力好或有良好辅助生活条件的老年糖尿病患者	适用于预期生存期＞5年、中等程度并发症及伴发疾病，有低血糖风险，应用胰岛素促泌剂类降糖药物或以多次胰岛素注射治疗为主、自我管理能力欠佳的老年糖尿病患者，希望在治疗调整中转向良好控制	适用于预期寿命＜5年、伴有影响寿命的疾病、有严重低血糖发生史、反复合并感染、急性心脑血管病变、急性病入院治疗期间、完全丧失自我管理能力、缺少良好护理的患者。需避免高血糖造成的直接损害

前面已经提到，糖尿病的管理除了血糖的管理，还需要进行血压、血脂、体重等方面的综合管理，参考标准如表 1–9 所示。

表 1-9　老年 2 型糖尿病患者高血压及其他代谢异常的控制标准

指标	一般控制标准（适宜人群）	严格控制标准（适宜人群）	调整期可接受标准（适宜人群）
血压（mmHg）	＜140/85（复杂病情、长病程、合并脑血管病变）	＜130/80（短病程、合并 DKD 蛋白尿）	＜150/90（有缺血性心脑血管病史、长期高血压未控制）

续表

指标	一般控制标准（适宜人群）	严格控制标准（适宜人群）	调整期可接受标准（适宜人群）
LDL-C (mmol/L)	＜ 2.6（无心脑血管病史，心血管病中危）	＜ 1.8（已有心血管病史，心血管病高危）	＜ 4.4（心脑血管病史，心血管病低危）
TG (mmol/L)	＜ 2.5（无胰腺炎病史，心血管病中危）	＜ 1.7（有胰腺炎病史，心血管病高危）	＜ 3.5（无胰腺炎病史，心血管病低危）
血尿酸 (μmol/L)	＜ 420（单纯高尿酸血症）	＜ 360（有痛风病史，合并DKD）	＜ 300（严重痛风合并痛风石、DKD）
体重指数 (kg/m^2)	＜ 28	20 ~ 24	肥胖者减少、消瘦者增加

* 注：LDL-C 为低密度脂蛋白胆固醇；TG 为甘油三酯；DKD 为糖尿病肾脏病变。

知道了老年 2 型糖尿病综合管理的目标，就要选择合适的治疗方案，因为老年糖尿病患者在选择治疗方案时要综合全面评估老年人的糖尿病病程、胰岛功能情况、低血糖风险、并发症及合并症等情况，所以必须要充分和医生沟通，切忌自行调整或盲目从别的病友那里“搬来”治疗方案自行使用。

跟着指南学目标——儿童和青少年糖尿病

近年来，儿童和青少年糖尿病发病率明显上升，尤其是低龄儿童。我国儿童、青少年糖尿病仍以1型糖尿病为主，占儿童糖尿病的85% ~ 90%，1型糖尿病是胰岛素分泌绝对不足，需终生胰岛素治疗。随着肥胖儿童的增多，2型糖尿病患儿数量有明显上升趋势，儿童2型糖尿病的致病机制是胰岛素抵抗与胰岛β细胞功能减退的共同作用，与成人2型糖尿病不同，儿童的胰岛β细胞功能衰减速度更快，更容易在早期出现糖尿病并发症。下面我们跟着指南学习一下1型糖尿病和2型糖尿病儿童和青少年的血糖控制目标。

首先，我们跟着2020版《中国儿童1型糖尿病标准化诊断与治疗专家共识》学习一下儿童和青少年1型糖尿病的控制目标。1型糖尿病治疗的基石是胰岛素治疗、饮食管理、运动、血糖监测和健康教育。血糖控制目标需差异化、个体化。对于使用胰岛素泵、有能力进行规律血糖监测或使用动态血糖的患儿，以及部分残存β细胞功能的新发1型糖尿病患者，建议糖化血红蛋白目标值为≤7%。对于不能及时准确识别低血糖及频发低血糖、既往发生过严重低血糖的1型糖尿病患儿，建议糖化血红蛋白目标值＜7.5%。

国际儿童和青少年糖尿病学会（ISPAD）及美国糖尿病学会（ADA）建议糖化血红蛋白及血糖控制目标如表1-10所示。

表 1-10 ISPAD 及 ADA 建议糖化血红蛋白及血糖控制目标

建议单位	HbA1c（%）	血糖（mmol/L）			
		餐前	餐后	睡前	夜间
ISPAD	＜7	4 ~ 7	5 ~ 10	4.4 ~ 7.8	4.5 ~ 9
ADA	＜7.5	5 ~ 7.2	—	5 ~ 8.3	—

目前儿童 1 型糖尿病的发病率总体处于上升趋势，即使您的孩子患有 1 型糖尿病也不要太焦虑，超速效胰岛素、超长效胰岛素即将进入儿科领域，相信可以进一步改善 1 型糖尿病患儿的个体化治疗。胰岛素泵的成熟将为儿童和青少年 1 型糖尿病治疗带来革命性的变化。

学习完了儿童青少年 1 型糖尿病的控制目标，接下来我们跟着 2020 年版《中国 2 型糖尿病防治指南》学习一下青少年儿童 2 型糖尿病的控制目标。总体目标：通过调整饮食及体育锻炼维持标准体重、减少胰岛 β 细胞负荷，使血糖处于正常水平，减少低血糖的发生，防治相关病变（高血压、高血脂、肾病、脂肪肝等）。血糖的控制目标：保证生长发育，减轻体重，在避免低血糖的前提下，口服药物治疗者糖化血红蛋白尽可能控制在 7.0% 以下，胰岛素治疗者的控制目标可适当放宽。

虽然指南有推荐血糖控制的目标值，但儿童、青少年血糖及糖化血红蛋白的控制目标仍然是个体化的，应该结合患儿情况，咨询医生制定合适的目标值，切忌盲从。

跟着指南学目标——糖尿病的三级预防

目前很多的糖尿病科普节目、网络及媒体会提到糖尿病的三级预防，那什么是糖尿病的三级预防呢？让我们跟着2020年版《中国2型糖尿病防治指南》来学习吧。

首先我们来学习2型糖尿病防治中三级预防的目标：一级预防的目标是控制2型糖尿病的危险因素，以预防2型糖尿病的发生。二级预防的目标是早发现、早诊断、早治疗2型糖尿病患者，预防糖尿病并发症的发生。三级预防的目标是延缓已存在糖尿病并发症的进展，降低致残率和死亡率，改善患者的生活质量。

一级预防中要求大家提高对糖尿病防治的知晓度和参与度，倡导合理膳食、控制体重、适量运动、戒烟限酒、限制盐的摄入、心理平衡的健康生活方式，根据自身的危险因素进行适当干预，以减少糖尿病的发生风险。生活方式干预已经被证实可延缓或预防2型糖尿病的发生，尤其是对于糖尿病前期的患者。具体目标如下。

1. 超重或肥胖的患者，BMI达到或接近24 kg/m^2，或体重下降至少7%。

2. 每日饮食总热量至少减少400 ~ 500千卡，超重或肥胖者应减少500 ~ 750千卡。

3. 饱和脂肪酸摄入总量占全部脂肪酸摄入的30%以下，每日食用盐摄入量不超过5克。中等强度体力活动至少保持在150分钟/周。

4. 经过强化生活方式干预半年，效果不佳的患者，可考虑药物干预，如二甲双胍、阿卡波糖等。

二级预防是指在高危人群中开展糖尿病筛查、及时发现糖尿病及进行健康干预，在已确诊的2型糖尿病患者中预防并发症的发生。对于高危人群，应及早进行糖尿病筛查，对于首次筛查正常者，每3年至少重复筛查一次。空腹血糖是最简单易行的筛查方法，但有漏诊风险，如果您空腹血糖≥6.1 mmol/L或者餐后血糖≥7.8 mmol/L，应行OGTT以明确是否为糖尿病。除了高危人群的筛查，二级预防还包括个体化的血糖控制，以减少并发症的发生风险。血压、血脂的控制以及阿司匹林的使用也是二级预防的重点，因其可以预防心血管事件和糖尿病微血管病变的发生。

三级预防是继续控制血糖、血压及血脂，但应根据糖尿病患病时间、年龄、合并症及并发症等情况，分层管理，如果已经出现严重的慢性并发症，应于相关专科就诊。

关于尿的那些事

通过前面的介绍，您一定了解了血糖、糖尿病及低血糖的相关知识，下面我们了解一下与糖尿病相关的尿的那些事吧，尿中与糖尿病相关的有尿糖与尿酮体。

尿糖指尿中的糖类，一般是指尿液中的葡萄糖，也有微量乳糖、半乳糖、果糖、核糖、戊糖和蔗糖等。正常人的尿糖应该是阴性，或者说尿中应该没有糖。只有当血糖超过 8.9 ～ 10 mmol/L 时，肾脏无法过滤，糖才能较多地从尿中排出，形成糖尿。

尿糖高了并不一定是糖尿病，因为尿糖是否出现取决于以下 3 个因素：血糖水平；肾脏对血糖的滤过能力；肾小管对葡萄糖的重吸收能力。尿糖阳性可出现在妊娠女性、慢性肾炎、肾病综合征、新生儿及应激状态下等，目前新型的降糖药物包括达格列净、卡格列净、恩格列净、恒格列净等，因为其降糖机制为抑制肾重吸收葡萄糖，使葡萄糖由尿液排出，故使用这类药物的患者，也可出现尿糖阳性。因此，如果遇到了尿糖阳性的情况，不要惊慌，继续完善血糖相关检查，明确是否为高血糖引起，若血糖无明显升高，则应进一步检查，明确尿糖阳性的原因。

尿酮是指尿中的酮体。酮体是脂肪在肝脏内分解的产物，部分酮体可被肝外组织利用，提供能量。正常情况下，身体里最主要的能量来源是葡萄糖，体内的酮体水平是比较低的，尿液中也测不到酮体。但在糖尿病患者中，由于高血糖，无法有效使用体内的胰岛素，机体不能正常利用葡萄糖来提供能量，就只能通过分解脂肪来补充葡萄糖不足所造成的能量来源缺失。因此，在脂肪分解加快、分解过多时，酮体浓度增加，过多的酮体就会从尿液中排出，尿酮就会呈现阳性。

糖尿病患者存在以下情况时应检测酮体。

1. 胰岛素使用不当的 1 型糖尿病。

2. 血糖 $\geqslant$ 13.9 mmol/L。

3. 感染或应激状态。

4. 使用糖皮质激素时。

5. 妊娠期间。

6. 大量摄取葡萄糖后。

7. 口干、多饮、多尿症状较重，尤其伴有乏力、食欲不振、恶心、呕吐等情况时。

如果酮体在血液中积蓄过多，会使血液 pH 值变小引起酮症酸中毒。这是糖尿病患者会出现的一种急性并发症，酮症酸中毒会导致昏迷甚至死亡。不过，当身体里面的葡萄糖的水平不够时（如饥饿状态），脂肪也会分解供能，产生饥饿性酮症。这种情况大家不用担心，通过进食即可让酮体消失。但是当尿中同时出现尿糖及尿酮体阳性时，大家要予以重视，及时就诊。

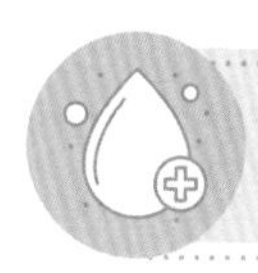

第二章　知己知彼，防治有策

来势汹汹的糖尿病酮症酸中毒

糖尿病酮症酸中毒是糖尿病最常见急性并发症之一，呈急性起病，往往来势汹汹，它是由于胰岛素严重缺乏和升糖激素不适当升高引起的糖、脂肪和蛋白质代谢紊乱，以致水、电解质和酸碱平衡失调，主要表现为高血糖、高血酮、代谢性酸中毒和脱水（图 2–1）。其发生与糖尿病类型有关，与病程无关。1 型糖尿病有发生糖尿病酮症酸中毒倾向，2 型糖尿病通常在某些诱因下发生。

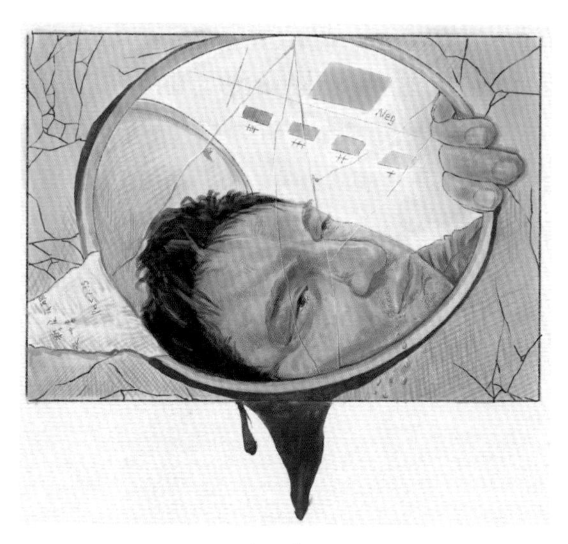

图 2-1　糖尿病酮症酸中毒

常见诱因：急性感染，如肺部感染、泌尿系感染等；胰岛素治疗中断或不适当减量；饮食不当，胃肠疾病；各种应激，如创伤、手术、妊娠和分娩等；过度劳累，精神刺激；药物影响，如使用糖皮质激素。

临床表现：常急性发病，在发病前数天可有多尿、口干、多饮和乏力症状的加重。随后可出现食欲下降、恶心、呕吐、腹痛、呼气中有“烂苹果味”。病情进一步发展，可出现尿量减少、皮肤黏膜干燥、心率增快、血压下降、四肢发冷等严重失水症状；到晚期，可出现神志淡漠，机体反射迟钝甚至消失，最终进入昏迷状态。

实验室检查：尿糖强阳性、尿酮体阳性、血酮体升高、动脉血气 $pH < 7.35$，可出现血钾、血钠、血氯降低。

早期诊断是决定治疗成功的关键，对于原因不明的恶心、呕吐、失水、休克患者，尤其是呼吸有“烂苹果味”、血压低而尿量多者，不论有无糖尿病，均应想到糖尿病酮症酸中毒的可能性。

防治：我国的研究结果显示，当随机血糖超过 19.05 mmol/L 时，可预警糖尿病酮症酸中毒。积极正规治疗糖尿病，使病情得到良好控制，及时防治感染等并发症和其他诱因，是主要的预防措施。一旦明确，应立即住院治疗。

本病起病较急，延误诊断和缺乏合理治疗而造成死亡的情况仍较常见，糖尿病患者们在饮食不当、合并感染、手术等应激时刻，应适当增加监测血糖频率，如果发现自己和家人有上述症状，应尽快纠正，以免耽误治疗时机。

来时“微醺”——高血糖高渗状态 ››

糖尿病高血糖高渗状态，发病急骤，部分患者就诊时已经出现“微醺”状态，即精神差、意识欠佳，甚至昏迷状态，死亡率高。通俗来说，糖尿病高血糖高渗状态就是各种原因导致身体内没有足够的胰岛素降血糖，肝脏储存的糖又源源不断入血，血糖急剧升高。大量的葡萄糖在血液中，细胞中的水被升高的血渗透压吸进血液，又随尿糖从尿中排出，身体进入高渗脱水的恶性循环。这种血液高渗、细胞脱水的状态，会导致严重的脑细胞功能障碍，使患者出现意识不清的表现，甚至昏迷（图 2–2）。

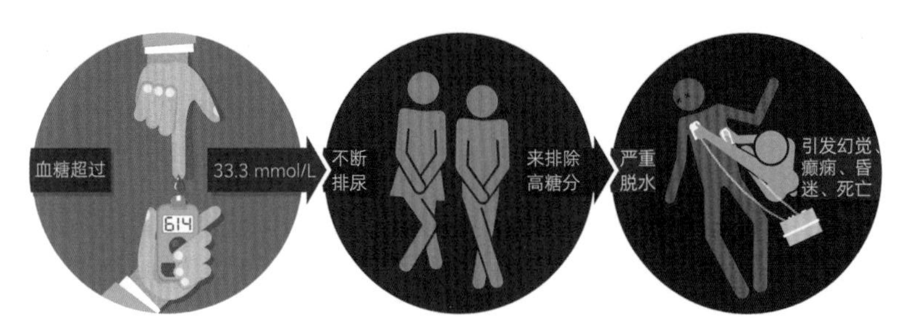

图 2-2　糖尿病高血糖高渗状态临床表现

一、起病往往有诱因

糖尿病高血糖高渗往往有以下特点。

1. 感染和应激。感染，尤其是上呼吸道感染和泌尿系感染，是糖友发生高糖高渗性状态的最常见诱因。应激因素包括脑血管意外、急性心肌梗死、急性胰腺炎、消化道出血、外伤、手术、中暑或低温等。

2. 摄水不足。主要包括口渴中枢敏感性下降的老年人，卧床患者，精神失常或昏迷患者，以及不能主动摄水的幼儿等。

3. 严重的呕吐、腹泻导致的失水过多和脱水。

4. 高糖摄入。大量摄入含糖饮料、高糖食物。

5. 药物。糖皮质激素、噻嗪类或呋塞米（速尿）等利尿药、普萘洛尔、苯妥英钠、氯丙嗪、西咪替丁、甘油、硫唑嘌呤及其他免疫抑制剂等，均可造成或加重机体的胰岛素抵抗而使血糖升高，脱水加重。

二、血糖高、酮体少

前面已经介绍了糖尿病酮症酸中毒是由高血糖引起的，糖尿病高血糖高渗状态比酮症酸中毒的血糖还要高得多，一般超过 33.3 mmol/L，家用血糖仪常无法显示具体数值，仅提示 HI（测不出）。与酮症酸中毒不同的是，糖尿病高血糖高渗状态的患者尿常规中酮体并不显著，可能仅为弱阳性。尿酮体的多少与该病的严重程度无关。不能因为酮体阴性或弱阳性产生轻视心理，需要注意的是，糖尿病高血糖高渗状态较酮症治疗难度大的多，死亡率远远高于酮症酸中毒。

三、意识往往受影响

虽然糖尿病高血糖高渗状态初期患者常常出现多尿、多饮、烦渴、体重下降等症状，却因为和血糖波动表现类似，难以引起足够重视。随病程进展逐渐加重，出现神经精神症状，表现为嗜睡、幻觉、定向障碍，部分患者有局灶性神经功能受损症状（偏瘫或偏盲）和 / 或癫痫等，是比较特异的表现。当糖尿病患者在血糖不佳症状基础上出现神经精神的异常，应警惕高糖高渗性昏迷。

那么，该如何预防呢?

1. 控制血糖是关键。

2. 个人保障防感染。

3. 遵医嘱饮水防病佳。

4. 身体不适早就诊。

高血糖高渗状态是糖尿病严重急性并发症之一，当发现血糖明显升高时，应及时就诊，千万别抱着“糖尿病是慢性病，忍一两个月没关系”的侥幸心理，以免增加糖尿病高血糖高渗状态的发生风险。

罕见来袭——糖尿病性乳酸酸中毒

乳酸酸中毒也是糖尿病急性并发症之一，目前因为苯乙双胍的停用，已很罕见，它其实是由于各种原因导致机体缺氧、乳酸生长过多，或由于肝的病变导致乳酸利用减少，清除障碍，血清乳酸浓度明显升高引起的。

糖尿病合并乳酸酸中毒主要见于双胍类药物使用不当，主要是苯乙双胍；其他可见于严重感染、心肌梗死、心力衰竭、肺心病、肾功能不全、胰腺炎、低氧血症、休克等。

特点是起病较急，有深大呼吸，无“烂苹果味”，神志模糊、嗜睡、昏迷等症状，可伴有恶心、呕吐、腹痛。缺氧引起者有发绀、休克及原发病表现。药物引起者常有服药史。本病症状和体征无特异性，轻症者可仅表现为呼吸稍深快，常被病情掩盖，容易误诊或漏诊。

实验室检查提示尿糖及尿酮体阴性。血糖正常或升高，血浆渗透压正常。动脉血气 pH ＜ 7.2，血乳酸多＞ 5 mmol/L，有时高达 35 mmol/L，乳酸＞ 25 mmol/L 的提示通常预后不佳。

乳酸酸中毒以预防为主。因双胍类药物可诱发乳酸酸中毒，而肝肾功能不全者，药物在体内的代谢、降解、排泄减少，可导致双胍类药物在体内蓄积，引起乳酸酸中毒，因此对于肝肾功能不全的患者，应尽量避免使用双胍类药物，以免发生本症。

乳酸酸中毒发生率低、病死率高、预后差，早期诊断对其治疗有重要意义。对于服用双胍类药物的糖尿病患者们（尤其是苯乙双胍），如果突然出现了深大呼吸、神志模糊等症状，应及时就诊，一旦明确发生了乳酸酸中毒，应积极治疗，降低死亡风险。

夺命大佬——低血糖

第一章我们已经了解了什么是低血糖及低血糖的临床表现，因为它可导致不适甚至生命危险，所以我们可称它为“夺命的大佬”，下面我们来学习一下它是怎么找到我们的，以及我们该怎么打败它。

首先介绍下它是怎么找到“糖友”们的，即发生低血糖的原因。

1. 糖尿病病程长，胰岛功能差，服用多种药物联合降糖。因为糖尿病自身的调节能力差，血糖的控制大部分依赖于药物的使用。

2. 降糖药物治疗过程中，由于某种原因导致进食量不够，或者注射了胰岛素，仍未能按时进食。

3. 锻炼过程中，强度过大、时间过长，未及时补充能量，而药物或胰岛素都没有适当减量。

4. 各种原因导致两餐间隔时间过长，而没有及时加餐。

5. 大量饮酒，主食量进食过少，大量酒精能刺激胰岛素分泌，导致低血糖。在了解了为什么发生低血糖后，接下来让我们看看怎么打败它吧。

常见的低血糖有以下几种情况。

1. 低血糖昏迷：属于危急重症，处置不当会危及生命，常发生在有低血糖风险相关疾病（如胰岛素瘤、肝功能衰竭、糖尿病等）的患者中。此时患者由于意识障碍已经失去自我救治能力，周围人对患者病情的了解和及时恰当的处理是挽救生命的关键。因疾病发生时患者已失去表达能力，且处于昏迷状态，失去向周围人介绍病情的机会，因此有相关疾病的患者应在未发生低血糖昏迷的时刻向自己身边的家人、朋友及同事等主动介绍自己的病情、潜在风险，并告知应对策略。总的来说，处理策略如下：已出现意识丧失的患者因无法自主进食，即使怀疑低血糖昏迷，因条件有限难以建立静脉通道，周围人也应遵照一般意识障碍患者的处理流程，立即将患者放平，并保持躺卧姿势，以保证呼吸畅通，不要喝水、吃东西，以免堵塞呼吸道。尽快呼叫急救车，向急救人员说明既往病情，帮助急救人员迅速明确处理病情。

2. 症状性低血糖：如果患者出现了心慌、出汗、恶心等低血糖的症状，应当立即停止所有运动，坐下或躺下进行休息。有条件的情况下立即监测血糖，血糖≤ 2.8 mmo1/L（糖尿病患者≤ 3.9 mmol/L）则可诊断为低血糖，立即补充糖或含糖食物。根据实际情况，可给予 2 块方糖，或 150 mL 含糖饮料（冰红茶、果汁、可乐等），或 3 ～ 4 块饼干或相同量甜点，相当于 15g 葡萄糖含糖量。需要注意的是，糖尿病患者应避免一次性糖摄入量过多，防止纠正过度引起血糖过高、人为造成血糖波动大的不利影响。通常来讲，15 g 葡萄糖可使血糖升高 1.11 mmol/L，患者可在进食 15 ～ 30 分钟后复测血糖，根据血糖情况决定是否再次补充碳水化合物。常见食物的吸收速度：葡萄糖＞蜂蜜＞白糖水＞可乐＞果汁＞冰激凌＞巧克力，液体的吸收速度快于固体，尽量选择吸收速度快的食物以迅速缓解低血糖症状。

3. 可疑低血糖：出现了低血糖症状，但因环境限制没有血糖仪或不便监测血糖，无法得到血糖真实数据，称为可疑低血糖，也应先按照低血糖进行处理。如无饥饿、过量运动、服用降糖药物等明确诱因，需进一步就医明确诊断和病因。

因此，低血糖千万不能忽视，要注意早期识别，一旦确认为低血糖，一定要尽快纠正，以减少低血糖的发生风险（图 2–3）。但出现不明原因的低血糖时，应尽快于内分泌科就诊寻找病因。

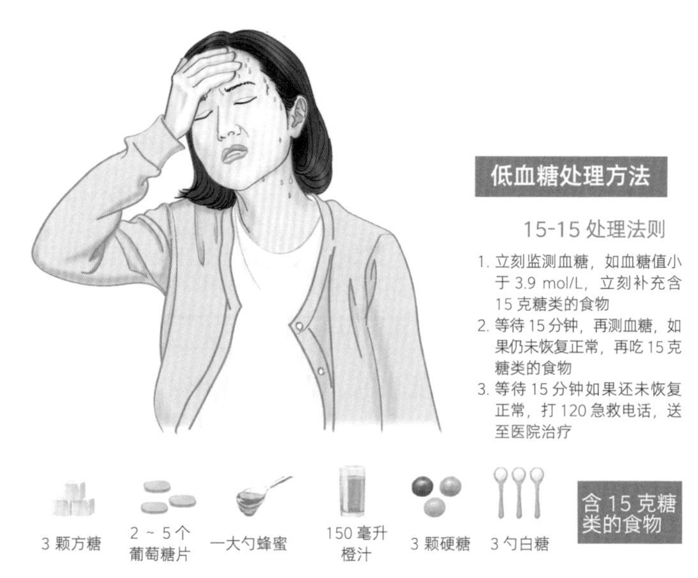

图 2-3 低血糖的处理方法

伤心的“糖心”——糖尿病心血管疾病

研究证实糖尿病是心血管疾病的独立危险因素，糖尿病患者发生心血管疾病的风险增加 2 ~ 4 倍。专家发现，患糖尿病没有冠心病的患者和患冠心病没有糖尿病的患者 8 年后发生心肌梗死的风险是相同的。我国每 3 个 2 型糖尿病患者中，就有 1 个患有心血管疾病，而心血管疾病也是 2 型糖尿病患者的主要死亡原因。糖尿病患者的心血管疾病主要包括动脉粥样硬化性心脏病（ASCVD）和心力衰竭，其中 ASCVD 包括冠心病、脑血管疾病和周围血管病。

糖尿病患者常常合并多种心血管危险因素（包括超重或肥胖、高血压、血脂异常、冠心病家族史、慢性肾脏病、白蛋白尿及吸烟等），综合管理治疗难度大，研究显示 50% 以上的 2 型糖尿病患者合并超重或者肥胖，近一半合并血脂异常，接近三分之二合并高血压。因此，糖尿病患者的心血管疾病预防，需在血糖达标的同时，关注血脂、血压及体重等心血管代谢指标的改善，综合管理糖尿病，才能改善长期治疗结局，减少并发症，提高糖尿病患者的生活质量，因此每年进行糖尿病心血管疾病危险因素筛查尤为重要，及早发现病变可能。

心血管危险因素的控制主要包括降压治疗、调脂治疗、抗血小板治疗。血压控制应个体化，一般糖尿病患者合并高血压，降压目标值为＜ 130/80 mmHg，对于老年或者伴有冠心病的糖尿病患者，血压可宽松至＜ 140/90 mmHg。调脂治疗应将低密度脂蛋白作为首要目标，根据 ASCVD 危险分层高低，将低密度脂蛋白降至目标值，首选他汀类药物。既往没有心肌梗死或不稳定性心绞痛、稳定性心绞痛史，既往有心脏支架置入史或者冠脉搭桥术史，既往有卒中或者短暂性脑缺血以及外周动脉疾病的高危患者，危险分层为高危，低密度脂蛋白目标值为＜ 2.6 mmol/L，存在上述疾病的患者危险分层为极高危，低密度脂蛋白应＜ 1.8 mmol/L。如果空腹甘油三酯≥ 5.7 mmol/L，应首选降低甘油三酯的药物以减少胰腺炎发生风险。糖尿病合并 ASCVD 需应用阿司匹林作为二级预防，同时应该请医生评估出血风险。阿司匹林作为一级预防用于糖尿病合并高危患者的适应证为年龄≥ 50 岁而且合并至少 1 项主要危险因素（早发 ASCVD 家族史、高血压、血脂异常、吸烟或慢性肾脏病 / 蛋白尿），且无出血高风险。

快对照上面的危险因素，看看是不是存在 ASCVD 及危险因素吧，纠正不良生活方式是延缓糖尿病心血管病变发生发展的基础。吸烟与动脉粥样硬化密切相关，预防心血管病变，戒烟势在必行，同时应限酒、控制体重、低脂饮食。在此基础上，严格控制血糖、血压、血脂，有助于防治或者延缓心血管病变的发生。

知“肾”要慎——糖尿病肾病

糖尿病肾病是指由糖尿病所致的慢性肾脏病，是糖尿病主要的微血管并发症之一。糖尿病肾病是慢性肾脏病的重要病因，也正在成为终末期肾病透析治疗的主要原因，极大地增加了医疗负担，另外还是导致糖尿病患者死亡的重要原因，因此对于糖尿病肾病患者的多学科综合管理具有重要意义。

糖尿病肾病主要包括肾小球滤过率低于 60 $mL \times min^{-1} \times (1.73\ m^2)^{-1}$ 和 / 或尿白蛋白肌酐比高于 30 mg/g 持续超过 3 个月，病变可累及全肾（包括肾小球、肾小管、肾间质、肾血管等）。临床上以持续性白蛋白尿和 / 或肾小球滤过率进行性下降为主要特征，可进展为终末期肾病。值得注意的是，糖尿病合并肾脏损害不一定都是糖尿病肾病，诊断糖尿病肾病时要排除非糖尿病肾病。

临床上主要通过定量检测尿微量白蛋白对糖尿病肾病进行早期诊断及分期；而肾小球滤过率则主要是用来评估慢性肾脏病患者的肾功能，用以评估病情轻重、指导及调整用药、决定患者是否需要透析。根据肾小球滤过率水平，慢性肾脏病（CKD）分期如表 2–1 所示。

表 2-1 慢性肾脏病分期

CKD 分期	eGFR[$mL \times min^{-1} \times (1.73m^2)^{-1}$]	描述
G1	≥ 90	正常或偏高
G2	60 ~ 89	轻度下降

续表

CKD 分期	eGFR[mL × min^{-1} × （1.73m^2）$^{-1}$]	描述
G3a	45 ~ 59	轻度至中度下降
G3b	30 ~ 44	中度至重度下降
G4	15 ~ 29	重度下降
G5	＜15	肾衰竭

慢性肾脏病根据 GFR 分期和白蛋白尿分级进行危险分层，分为低危、中危、高危和极高危，如表 2–2 所示。

表 2-2　慢性肾病危险分层

CKD 分期	尿白蛋白分级（尿白蛋白肌酐比）		
	A1（＜ 30 mg/g，正常或轻度增加）	A2（30 ～ 300 mg/g，中度增加）	A3（＞ 300 mg/g，显著增加）
G1（eGFR ≥ 90）	低危	中危	高危
G2（eGFR60 ~ 89）	低危	中危	高危
G3a（eGFR45 ~ 59）	中危	高危	极高危
G3b（eGFR30 ~ 44）	高危	极高危	极高危

续表

CKD 分期	白蛋白尿分级（尿白蛋白肌酐比）		
	A1（< 30 mg/g，正常或轻度增加）	A2（30 ~ 300 mg/g，中度增加）	A3（> 300 mg/g，显著增加）
G4（eGFR15 ~ 29）	极高危	极高危	极高危
G5（eGFR < 15）	极高危	极高危	极高危

注：eGFR 为估算肾小球滤过率，以 $mL \times min^{-1} \times (1.73m^2)^{-1}$ 表示。

对糖尿病肾病患者糖尿病并发症的评估和检查包括血糖控制情况评估及糖尿病其他并发症评估，特别是心血管疾病及其风险评估。

糖尿病肾病的治疗包括以下几点。

1. 改变生活方式：合理控制体重，糖尿病饮食，戒烟，适当运动。

2. 营养：推荐糖尿病肾病患者每日蛋白质摄入量约为 0.8 g/kg，开始透析者蛋白质摄入量适当增加。

3. 控制血糖：良好的血糖控制可以延缓糖尿病肾病的发生和发展。糖化血红蛋白越高，糖尿病肾病的发病风险越大，最好将糖化血红蛋白控制在< 7.0%。有严重低血糖史、预期寿命较短、已发生微血管或大血管并发症、病程长的 2 型糖尿病患者，较宽松的 HbA1c 控制目标（> 7%）可能获得益处。

4. 控制血压：推荐> 18 岁的非妊娠糖尿病患者血压控制在

130/80 mmHg 以下；舒张压不宜低于 70 mmHg，老年患者舒张压不宜低于 60 mmHg；降压药首选血管紧张素转化酶抑制剂（ACEI）或血管紧张素Ⅱ受体拮抗剂（ARB），当降压效果不理想时可联合使用钙通道阻滞剂、噻嗪类或袢利尿剂、β 受体阻滞剂等降压药物；用药期间应监测血清肌酐和血钾水平。

5. 控制血脂：推荐将降低 LDL–C 作为首要目标（LDL–C 目标值：极高危＜ 1.8 mmol/L，高危＜ 2.6 mmol/L）；临床首选他汀类调脂药物；如果 LDL–C 基线值较高，现有调脂药物标准治疗 3 个月后难以使 LDL–C 降至所需目标值，则可考虑将 LDL–C 至少降低 50% 作为替代目标。

不可承受之痛——糖尿病周围神经病变

糖尿病神经病变是糖尿病最常见的慢性并发症，糖尿病前期也可存在。其发生、发展主要与糖尿病病程、血糖控制情况、肥胖、胰岛素抵抗和慢性炎症等因素相关，在病程大于 10 年的患者中出现明显的临床症状。

糖尿病周围神经病变最常见的一种是远端对称性感觉运动性多发神经病变，症状一般从下肢的肢体远端开始，为对称性，随着疾病的发展，逐步向上发展，典型的为“手套样”和“袜套样”感觉。最早期为细小神经纤维的损伤，表现为疼痛和感觉异常。疼痛可以是电击样疼痛、烧灼痛、刺痛、刀割样疼痛、冷痛等，晚间疼痛加重，导致痛不欲生，夜不能寐，严重影响生活质量，限制日常生活能力，并可导致情绪抑郁、焦躁不安，影响社交，甚至抑郁症出现自杀倾向。

感觉异常可表现为发热、麻木、发凉及蚁行、虫爬、触电样感觉等，还可有温度觉、痛觉的缺失，严重者各种感觉均丧失，常出现烫伤、足部外伤，发生糖尿病足溃疡的风险明显升高。

如果是粗大神经纤维损伤，则可能导致步态与站立不稳，闭眼时更为明显，患者常诉有踩棉花感，跌倒、外伤的风险也会升高。糖尿病周围神经病变的后期可出现远端肢体无力、手与足的小肌肉萎缩。

诊断主要依靠临床症状评分及音叉、尼龙丝、温度觉等检查。治疗方面主要是针对病因治疗、针对发病机制治疗及疼痛管理，主要包括以下几点：

1. 血糖控制，包括严格控制血糖、减少血糖波动，是预防和治疗糖尿病神经病变的重要措施。

2. 神经修复常用药物为甲钴胺、神经生长因子。

3. 周围神经血流减少是导致糖尿病神经病变发生的一个重要因素，因此改善微循环也是治疗糖尿病周围神经病变的重要环节。

4. 神经营养因子、肌醇等其他治疗。针对神经病变的发病机制用药，主要有抗氧化应激类药物、醛糖还原酶抑制剂。对于糖尿病痛性神经病变的疼痛管理主要有抗惊厥药、抗抑郁类和阿片类药物等。

如果您患有糖尿病的同时合并下肢麻木发凉、疼痛、蚁爬感等感觉异常，应就诊于内分泌科门诊，完善神经病变相关筛查，严格控制血糖、减少血糖波动，根据医生建议采用相关治疗。

牵一发动全身——糖尿病自主神经病变

有些糖尿病患者身体可能会出现一些比较“奇特”的变化，比如多汗、排尿困难、腹泻便秘交替、心率过快等，这其实是糖尿病自主神经病变（DAN）的表现，因为其有可能增加心脑血管疾病的死亡率，所以我们必须要引起重视。

一、DAN 的病因与发病机制

在人体中，自主神经系统能够调节内脏、平滑肌、心肌和腺体的活动，并参与内分泌调节葡萄糖、脂肪、水和电解质代谢，以及体温、睡眠和血压等。由于内脏反射通常不能随意控制，因此它也被称为自主神经系统、不随意神经系统。当自主神经系统出现病变，患者的心血管系统、消化系统、泌尿生殖系统等都易受到影响。

二、DAN 的常见临床表现

心血管系统：休息时心慌、心悸，运动耐力下降，体位变动时（特别是卧位、坐位变直立位）头晕眼花，甚至出现黑矇、晕厥（为直立性低血压，即体位性低血压的表现）；无痛性或隐匿性心肌缺血、手术过程中心血管不稳定。

消化系统：胃肠道蠕动减慢而导致便秘、腹泻、上腹饱胀、胃部不适、吞咽困难、呃逆等。

泌尿生殖系统：出现排尿困难、尿失禁、尿潴留等问题，继而容易引发尿路感染；性功能障碍、男性勃起功能障碍和/或逆向射精，女性性欲减退及性交疼痛等。

缺乏对低血糖的正常反应：正常人低血糖时出现心慌、手抖、出冷汗、头晕、眼花、饥饿感；自主神经病变时缺乏这些低血糖的预警信号，易引起严重的低血糖昏迷，这里需要特别提醒大家注意。

其他：出汗减少或不出汗，从而导致手足干燥开裂；毛细血管缺乏自身张力，致静脉扩张。

三、DAN 的治疗

主要是针对糖尿病神经病变发病机制的治疗，用药包括抗氧化药物、改善神经营养药物、改善神经微循环药物、醛糖还原酶抑制剂等。

总之，糖尿病自主神经病变隐匿性强，症状复杂多样，如果有上述症状表现要及时去专科门诊就医，早诊断，早干预，防止自主神经病变进一步发展而造成严重后果。

视而要见——糖尿病视网膜病变

糖尿病视网膜病变是常见的糖尿病慢性并发症之一，也是成人失明的主要原因。一项纳入全球 35 项研究的 22 896 例糖尿病患者的 Meta 分析数据显示，糖尿病视网膜病变的患病率约为 34.6%，其中威胁视力的糖尿病视网膜病变可达 10.2%。

糖尿病视网膜病变初期通常没有明显症状，不影响视力，但随着病情发展，可出现不同程度的视力障碍，包括视物模糊、视力下降，部分患者可有颜色识别能力障碍及眼内压增高引起的疼痛。一旦视网膜黄斑区出现病变，视力即会出现明显下降。随着病情的进一步发展，最终有可能导致视力的丧失（图 2–4）。

糖尿病视网膜病变的主要危险因素包括糖尿病病程长、高血糖或明显的血糖波动、高血压及血脂紊乱。胰岛素抵抗为糖尿病视网膜病变进展的危险因素，且独立于其他代谢危险因素。胰岛 β 细胞分泌胰岛素能力下降也是严重糖尿病视网膜病变的危险因素。其他相关危险因素还包括肥胖、妊娠、易感基因等。

此外，眼底检查常常被忽略，缺乏及时的眼底检查也是糖尿病视网膜病变的相关危险因素，因此，定期的眼底检查就显得尤为重要。建议在确诊糖尿病后尽快进行首次眼底检查和其他方面的眼科检查。

1 型糖尿病患者开始筛查糖尿病视网膜病变后建议至少每年复查一次，2 型糖尿病无糖尿病视网膜病变者推荐每 1 ~ 2 年检查一次。若已出现糖尿病视网膜病变，应缩短随访间隔时间。如果糖尿病视网膜病变进展或威胁视力，则需增加监测频率，由眼科医生或有经验的验光师进行散瞳眼底检查。糖尿病患者在妊娠后建议在妊娠各期和产后 1 年内监测视网膜病变程度的变化。

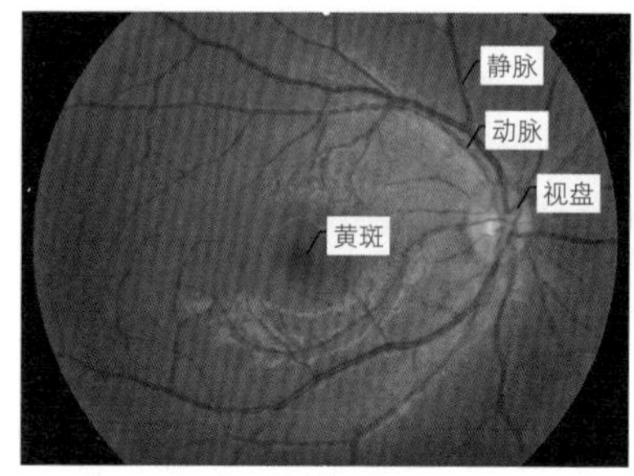

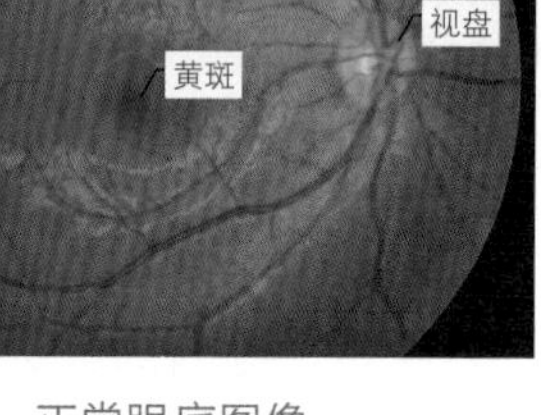

正常眼底图像　　糖尿病视网膜病变典型眼底图像

图 2-4　糖尿病视网膜病变眼底图像

糖尿病视网膜病变一经诊断后需要积极治疗，首先需要很好地控制血糖、血压和血脂，各项代谢指标的综合控制可以预防或延缓糖尿病视网膜病变的进展。不同的糖尿病视网膜病变的分期诊断手段和方法也是不同的，激光、手术及玻璃体腔内注射抗血管内皮生长因子（VEGF）和糖皮质激素的局部使用，在糖尿病视网膜病变不同阶段给予采用，需要就诊于专业眼科。

糖尿病视网膜病变患病率高且危害严重，到了中晚期常常难以逆转。但是，糖尿病视网膜病变是可防、可控、可避免致盲眼病中的首位疾病，早期筛查及诊断、有效治疗对延缓病变进展、减少视力丧失至关重要。

举步维艰——糖尿病下肢动脉病变

“医生，我最近走路小腿酸胀疼，必须要歇一会儿才能走路，是怎么回事？”经常听到糖尿病病友这么问医生，如果您糖尿病病史 5 年以上，合并心脑血管病变、血脂异常、吸烟等情况，也有类似的症状，您可能存在糖尿病下肢动脉病变了。

下肢动脉病变表现为下肢动脉的狭窄或者闭塞，它的发生随年龄增大而增加。研究结果显示，近一半的糖尿病足患者合并糖尿病下肢动脉病变，合并下肢动脉病变的糖尿病足溃疡患者溃疡的愈合率明显低于不合并的；我国数据也显示糖尿病合并下肢动脉病变是糖尿病足溃疡的重要病因之一。由于下肢血管病变与前面提到的 ASCVD 有共同的病理机制，所以这两种疾病常共同存在，因此患有下肢动脉病变的患者心血管事件的风险明显增加，死亡率更高。危险因素与“糖心病”也是类似的。

我国调查结果显示，此病的漏诊率高达 55.7%，接下来我们来谈谈它的症状即临床表现吧：早期可无症状，仅有下肢怕冷、发凉感，后逐渐出现间歇性跛行，即行走一段距离后又出现下肢疲劳、酸痛，必须休息一段时间后才能继续行走，再次行走一定距离后又出现上述症状。进一步进展表现为休息时肢体疼痛，最终肢体可出现溃疡、发黑坏疽，导致截肢（图 2–5）。

诊断需要就诊于内分泌科或者血管外科，医生根据病史、下肢血管相关检查明确。治疗目的包括预防全身动脉粥样硬化疾病的进展，预防心血管事件，预防缺血导致的溃疡和肢端坏疽，预防截肢或者降低截肢的平面，改善间歇性跛行状态。在内科保守治疗无效时，需行血管重建手术。

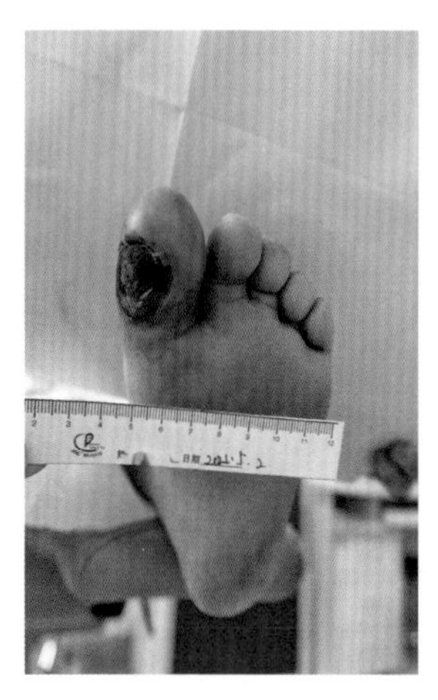
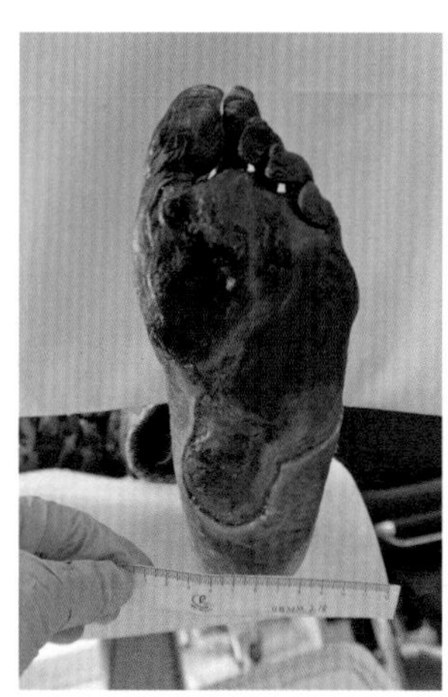

图 2-5　糖尿病下肢动脉病变表现

对于有症状的糖尿病患者下肢动脉病变患者，除控制危险因素外，应在医生的指导下进行运动康复锻炼，服用相应的抗血小板药物、他汀类调脂药及血管扩张药物治疗，可以改善下肢的运动功能，减少糖尿病足溃疡的发生风险。

伤不起的狠“脚”色——糖尿病足

糖尿病足是指糖尿病患者由于合并神经病变及各种不同程度的下肢血管病变而导致的下肢感染、溃疡形成和/或深部组织的破坏，是糖尿病的严重并发症之一，常见临床表现为慢性溃疡，最严重的结局是截肢（趾）甚至死亡。在许多国家，糖尿病足是截肢的首位原因，全球每 20 秒就有 1 个人因糖尿病足截肢。

发生糖尿病足的危险因素：糖尿病病程＞10 年、男性、吸烟、末梢神经感觉减退或丧失、足部动脉搏动减弱或消失、足部畸形、既往有足溃疡发生史或截肢史、血糖控制不佳，以及合并心血管、肾脏、眼底病变，合并周围神经病变和血管病变，老年，自我保护不足，鞋子大小不合适，趾甲及足部皮肤病变，受教育及经济收入水平偏低等。

糖尿病足预防远大于治疗，除戒烟限酒、严格控制血糖、延缓糖尿病慢性并发症的发生之外，预防还包括鞋袜的选择、自我足部保护和糖尿病专科门诊定期筛查。

临床上常根据溃疡的病因进行分类。

1. 神经性溃疡（图 2–6）：足溃疡多位于足部压力增高处，如足底、足侧缘、胼胝深部或与骨畸形突出部位，常存在角化过度的组织，伤口表浅，边缘不规则，呈潜行性，伴感觉缺失，皮肤温暖，局部血液循环尚好，足背和/或胫后动脉搏动可触及。部分病情严重者可发展为夏科氏神经性骨关节病（图 2–7）。

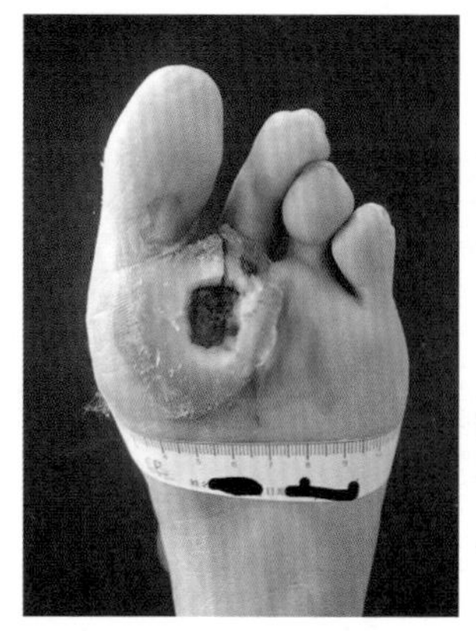

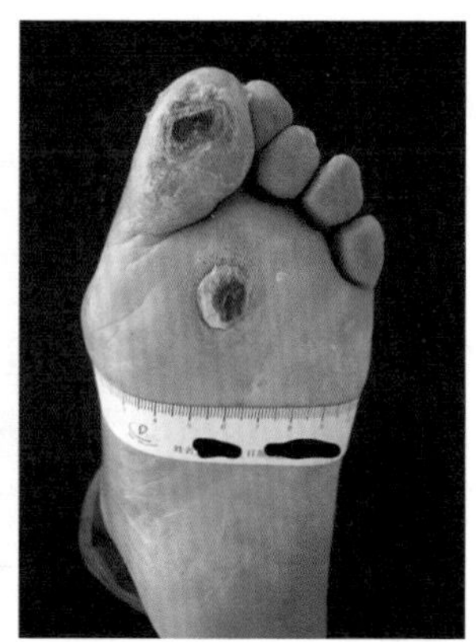

图 2-6　神经性溃疡

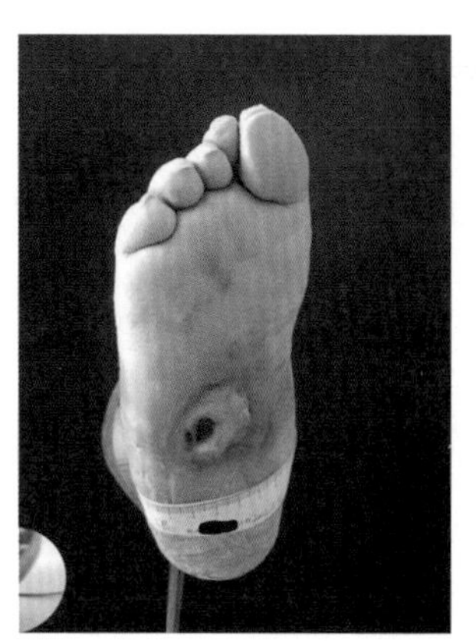

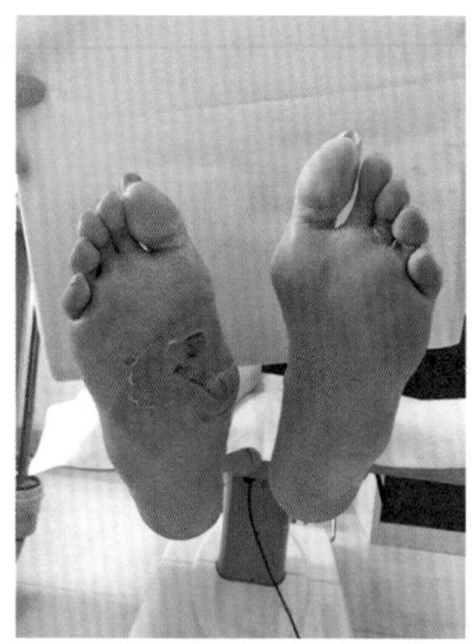

图 2-7　夏科氏神经性骨关节病

2. 缺血性溃疡（图 2–8）：溃疡多见于足缘、趾端、踝部和易反复受力摩擦的部位，伤口大小呈穿孔状，较深，边缘平坦、清晰，伤口床呈灰白色、黄色或黑棕色，肉芽组织很少，周围皮肤发白、发亮，严重时色泽暗且伴静息痛，温度偏低，创面较干燥，渗血少，可见周围毛发缺失，足背动脉搏动极弱或不可触及。

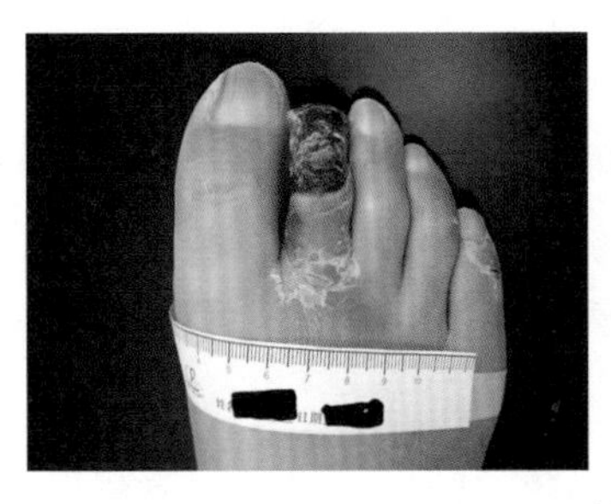
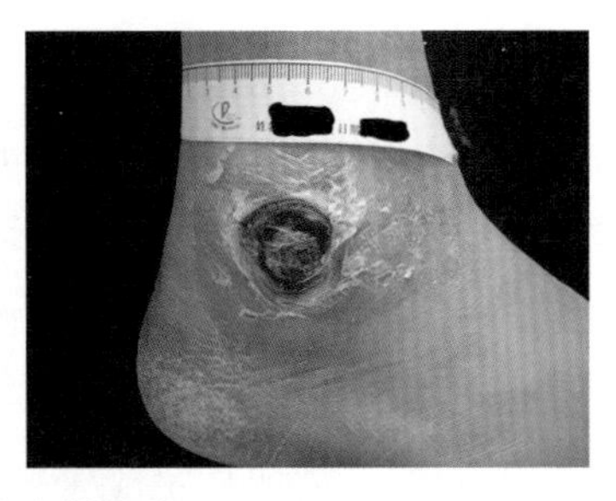

图 2-8 缺血性溃疡

3. 神经缺血性溃疡（图 2-9）：最常见，以足部远端发生较多。同时有神经性溃疡和缺血性溃疡的特点，常伴有深度组织坏死，有麻木感但痛觉不明显，同时可能出现下肢皮肤干燥、发凉等，足背动脉搏动减弱。

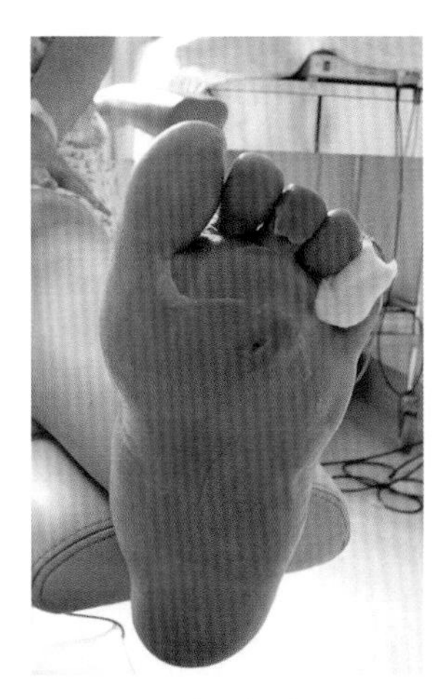

图 2-9 神经缺血性溃疡

对于不同病因的糖尿病足，治疗方式不同，对足溃疡患者的评估尤其重要，足部评估包括足部血供状况、溃疡大小、深度，溃疡有无合并感染，以及感染的严重程度等。合并严重缺血的足溃疡，应该积极改善血供，为溃疡清创创造条件；如果供血良好而感染严重，应在彻底有效清创的前提下积极控制感染；对于神经性足溃疡且感染较轻的患者，可给予减压鞋垫和/或减压鞋穿戴，以促进溃疡的早日愈合。

综上所述，糖尿病足应未病先防，糖尿病患者们应牢记：全面控制血糖及代谢异常，每天自我检查双足，重视足部卫生健康，正确选择保护性鞋袜，定期进行糖尿病足筛查，如发现红肿、破溃、异味等症状，及时联系糖尿病足病医生就诊。

不得不防的“隐形”杀手——肥胖

肥胖怎么会是个“隐形杀手”呢？很多人想不通是因为还没有了解它的危害。肥胖经常伴有的高血压、高血脂、糖尿病、冠心病、脑卒中被称为“死亡五重奏”，这可怕的五重可能是21世纪威胁人类健康与生命安全的头号杀手。

肥胖是引发糖尿病的重要危险因素之一，因为肥胖会导致细胞对胰岛素敏感性下降，使血糖利用出现障碍，最终导致糖尿病。世界卫生组织估计，约50%的肥胖患者将来会患上糖尿病，肥胖患者患糖尿病的风险是正常人的3倍，肥胖甚至可以严重缩短糖尿病患者的正常寿命。

肥胖还与冠心病、高血压、高血脂有着密切的关系。肥胖持续的时间越长，冠状动脉钙化率越高，患冠心病的风险越高，肥胖者心绞痛和猝死的发生率比正常人高了4倍。肥胖者因冠心病发作导致的病死率可以高达总病死率的30% ~ 40%。

肥胖不仅会引发诸如心脏病、高血压等疾病，而且还会影响智力。肥胖可影响脑血流，而脑血流的降低将会直接损伤大脑生理机能，使大脑皮质出现稀疏区，如果稀疏区出现在颞叶皮质，则会使人记忆力下降，语言理解能力迟钝，思维不清晰。

肥胖可引起睡眠呼吸暂停综合征。肥胖患者颈部脂肪堆积，引起上气道狭窄，睡眠时不可避免地出现打鼾，有时甚至会出现呼吸停止。阻塞性睡眠呼吸暂停综合征造成通气严重不足，肺动脉压和肺毛细血管楔压逐渐升高，动脉氧分压下降，二氧化碳分压上升，进而引起心功能减退和中枢神经系统异常等一系列临床表现。

肥胖影响肌肉骨骼系统。骨头最重要的作用就是支撑身体，如果体重过重，那么就会对骨骼造成巨大的压力，所以肥胖者发生骨折、关节炎、椎间盘突出的概率更大。如果长期缺乏运动的话，易导致骨质疏松，骨折的概率也会增加。另有研究发现，肥胖者相对于正常体重者来说，单位时间内所合成的维生素D会少，较易发生维生素 D 的缺乏，而维生素 D 缺乏也会导致骨质疏松。

肥胖影响免疫系统及胃肠系统。一些肥胖者总是爱感冒，原因就在于肥胖者的免疫细胞活力较低。肥胖者由于不良的饮食习惯（如过度进食、暴饮暴食等），各种胃病的概率增加，同时由于脂肪对肠道的压迫、缺少运动等因素，也更易发生便秘，从而增加大肠癌的发生风险。

肥胖所带来的一系列并发症是对人体健康的最大危害，即使没有任何临床症状的轻、中度肥胖者，也会导致人体病理、生理上的改变或潜伏。因此，管理好自己的体重，预防和治疗肥胖，科学安全地减掉脂肪才能更加健康长寿。

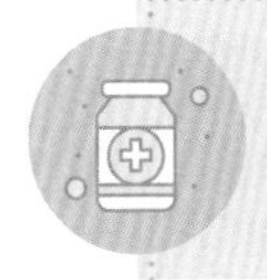

第三章 “药”我说，该如何正确选择口服降糖药呢？

口服降糖药物中的“六小龄童”

近30年来，不同作用机制的降糖药物不断涌现。迄今为止全球共有12大类降糖药物，其中口服降糖药物有10种，而我们常用的共有6类（7种）。下面我们来一起了解一下口服降糖药物中的“六小龄童”（图3–1）。

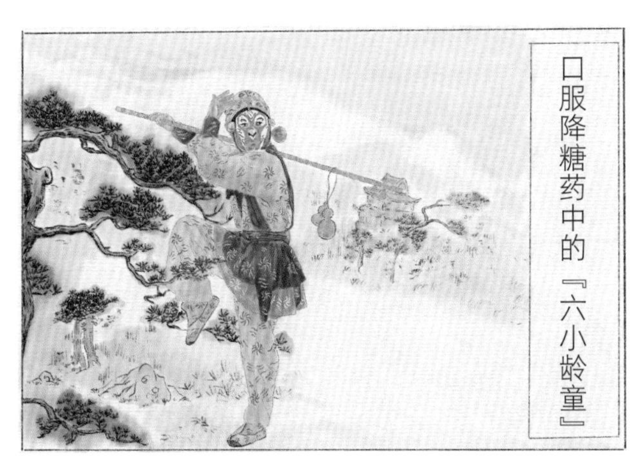

图3-1 口服降糖药物中的“六小龄童”

根据药物作用机制不同，口服降糖药物可以大致分为双胍类、胰岛素促泌剂（磺脲类和格列奈类）、α–葡萄糖苷酶抑制剂

（AGIs）、噻唑烷二酮类（TZDs）、二肽基肽酶Ⅳ（DPP-4）抑制剂、钠－葡萄糖共转运蛋白 2（SGLT-2）抑制剂这六大类。

根据药物治疗机制不同，又可以分为以下 5 种。

1. 促进胰岛素分泌增加：磺脲类；格列奈类。

2. 使葡萄糖摄取和生成增加，脂肪分解作用增强：双胍类；噻唑烷二酮类。

3. 使尿糖排出增多：钠－葡萄糖共转运蛋白 2 抑制剂。

4. 通过增加肠促胰岛素水平间接使胰岛素分泌增加：二肽基肽酶 4 抑制剂。

5. 作用于肠道延缓葡萄糖吸收：α－葡萄糖苷酶抑制剂。

双胍类——神奇药丸，“原地封神”

双胍类药物中最常见的就数二甲双胍了，在糖尿病治疗中的江湖地位至今“无人能及”。因为其较少引发乳酸酸中毒，所以是一种安全可靠的口服降糖药，特别适用于高血脂和高胰岛素血症的患者，尤其适合用于肥胖的 2 型糖尿病患者。

由于二甲双胍降糖机制的多样性，只要是糖尿病患者，如果没有禁忌，一般都会加用二甲双胍。首先，二甲双胍直接作用于糖的代谢过程，增加肌肉、脂肪等外周组织对葡萄糖的摄取和利用，从而保护已受损的胰岛 β 细胞功能，使其免受进一步损害，有利于糖尿病的长期控制。其次，二甲双胍可以抑制肠道吸收葡萄糖，并抑制肝糖原异生，减少肝糖输出，可使糖尿病患者血糖及糖化血红蛋白同时降低。与磺脲类降糖药比较，二甲双胍不刺激胰岛素分泌，甚少引起低血糖症。随着近年来越来越多的研究揭示，二甲双胍在抗衰老、保护认知功能、改善心血管指标、预防老年人虚弱、降低癌症风险、延迟癌症复发等方面也大放异彩。

然而尽管二甲双胍目前已被封为“神药”，但在这里仍然要提醒大家注意它在临床使用中的常见问题。如存在糖尿病酮症酸中毒、严重的肝肾功能损伤、缺氧性疾病（呼吸衰竭、心力衰竭）、急性心肌梗死、脑梗死急性期、感染、围手术期、妊娠期等情况，是禁止使用的。胃肠道不能耐受患者可考虑缓释剂型。此外，长时间口服二甲双胍可能导致维生素 B_{12} 缺乏而引起贫血、神经失营养等表现。因此，当患者长时间口服二甲双胍时，则需要注意适当补充维生素 B_{12}。

胰岛素促泌剂（磺脲类和格列奈类）——历久弥新，不忘初心

在新型口服降糖药不断问世的今天，有一类药物仍然是目前国内外 2 型糖尿病患者应用较为广泛的口服降糖药物，那就是胰岛素促泌剂，包括磺脲类及格列奈类。其作用机制主要是通过刺激胰岛 β 细胞分泌胰岛素，从而增加体内胰岛素的水平，以达到降低血糖的效果。

该类药物适用于单纯饮食、运动治疗效果不满意，且有一定胰岛功能者。其中，磺脲类药物对于肥胖型 2 型糖尿病患者在严格控制饮食或联合二甲双胍的情况下也可应用；格列奈类药物特别适合餐后血糖控制不好的患者，以及进餐不规律的患者。以上两类药物均禁用于 1 型糖尿病患者，胰岛功能完全衰竭的 2 型糖尿病患者，妊娠或哺乳期女性，12 岁以下儿童，以及酮症酸中毒的糖尿病患者。

胰岛素促泌剂按照药物作用时间，可以分为短效类和中长效类。对于空腹血糖升高为主者或空腹血糖及餐后血糖均高者，一般推荐选择磺脲类的中长效制剂，如格列本脲、格列美脲、格列齐特、格列齐特缓释片及格列吡嗪控释片；对于老年患者或餐后血糖高为主者，一般推荐选择短效类胰岛素促泌剂，即格列奈类，如瑞格列奈、那格列奈，以及部分短效磺脲类，如格列吡嗪、格列喹酮。

对于老年糖尿病患者，磺脲类药物使用不当容易导致低血糖，

故应当慎用；其次少数患者可出现血小板减少、粒细胞减少，如临床上在排除其他原因后，因考虑是否为该药引起的血液系统紊乱；相较于磺脲类，格列奈类对体重影响不大，可考虑应用于体型超重的人群；对于特殊人群，如早期糖尿病肾病、轻度肾功能不全者，可选择格列喹酮；轻、中度肾功能不全的患者，在医生的指导下可以选择格列奈类药物中的瑞格列奈。

α-葡萄糖苷酶抑制剂（AGIs）——“消峰去谷”，更适合“国人”

“民以食为天”，中国人的饮食结构是以“五谷杂粮”为主要的碳水化合物来源，故极易引起餐后血糖的升高。α-葡萄糖苷酶抑制剂（AGIs）不同于其他口服降糖药物，其降糖机制是通过抑制小肠对葡萄糖的吸收，降低餐后高血糖，且不易引起低血糖，有效减轻了血糖波动，起到了“消峰去谷”的作用，因此特别适合餐后血糖升高和以碳水化合物为主食的中国糖尿病患者；它不仅适用于2型糖尿病患者，1型糖尿病患者在胰岛素治疗基础上加用AGIs也有助于降低餐后高血糖。同时，AGIs还可以降低餐后胰岛素水平，故可以增加胰岛素的敏感性，改善糖代谢水平，亦适用于糖尿病前期人群。目前，市面上的α-葡萄糖苷酶抑制剂主要包括阿卡波糖、伏格列波糖和米格列醇。

用药期间应多留意药物的不良反应，最常见为胃肠道反应，如腹胀、排气增多或腹泻，随着服药时间延长，这种情况一般3～4周会逐渐缓解。有胃肠道病变如肠胀气、慢性胃肠道功能紊乱、肠溃疡和肠梗阻、严重疝气的人应禁止服用此类药物；其次，部分患者可出现肝酶升高，表现为全身乏力、皮肤瘙痒、恶心、食欲缺乏，应警惕可能为该药的不良反应，及时监测肝酶水平；本药性质温和，单用很少引起低血糖，但如果与胰岛素促泌剂或胰岛素合用时，有发生低血糖的风险，一旦发生低血糖，应立即饮用葡萄糖水、蜂蜜水（单糖）来缓解，以免延误救治时机。

噻唑烷二酮类（TZDs）——功力强大，亦正亦邪

噻唑烷二酮类（TZDs）是一种胰岛素增敏剂，以吡格列酮为其代表药物。其作用机制主要是通过增加靶细胞对胰岛素的敏感性而降低血糖；保护胰岛 β 细胞分泌胰岛素的功能，减慢其衰竭的速度，实现对血糖的长期控制，以此降低糖尿病并发症的发生风险；与此同时，这类药物在降血压、调节脂代谢、抑制炎症反应、抗动脉粥样硬化及对肾脏的保护方面也显示出良好作用。在糖尿病的发病机制中，胰岛素敏感性降低是一个很重要的因素，试想一下，如果胰岛素敏感性降低，那么其对血液中的葡萄糖反应变“迟钝”，细胞利用葡萄糖的过程发生障碍，血液中的葡萄糖浓度就会升高。由此说来，TZDs 的降糖功力可谓十分强大。它可单独使用或与其他降糖药物联合应用治疗 2 型糖尿病，尤其适用于肥胖、胰岛素抵抗明显的患者。禁用于 1 型糖尿病患者，妊娠期、哺乳期妇女和儿童。

随着这类药物的广泛应用，TZDs 的各种不良反应也不断被爆出，包括水肿、体重增加、充血性心力衰竭、心肌梗死、肝毒性、膀胱癌、骨质疏松等，使人们意识到该药物虽然降糖机制针对性强，但亦有其“双面性”，故临床上应谨慎使用，一定要在医生指导下用药，且服药期间应密切关注患者自身情况，如有不适及时就诊。

二肽基肽酶Ⅳ抑制剂（DPP-4i）——“五朵金花”，另辟蹊径

二肽基肽酶Ⅳ抑制剂（DPP-4i）的降糖作用呈葡萄糖依赖性，与传统降糖药物机制不同，其主要是通过延长肠道内源性的GLP-1作用的方式，促进胰岛素的分泌。适用于成年2型糖尿病患者血糖的控制，尤其适合老年的2型糖尿病患者，可以单独或者与其他口服降糖药物联合使用。目前在我国上市的二肽基肽酶Ⅳ抑制剂代表药物有西格列汀、阿格列汀、维格列汀、利格列汀、沙格列汀，并称为“五朵金花”。这类药物具有降糖疗效确切、低血糖风险小、不增加体重、无胃肠道反应、安全性及耐受性高等优点，因此临床上被很多内分泌科医生推荐。除了有降低血糖的作用以外，有些研究表明该类药物亦具有抗炎作用、抗肿瘤作用、肾脏保护作用、心血管保护作用和促组织再生作用。

虽然该类药物安全性良好，但仍存在诸如过敏反应、头痛、鼻咽炎、便秘等不良反应。如果用药期间出现剧烈腹痛，则应该警惕这类药物可能导致的急性胰腺炎风险。对于肝功能、肾功能不全的糖尿病患者，利格列汀有其独特优势，使用时不需要调整剂量。

钠-葡萄糖共转运蛋白2抑制剂（SGLT-2i）——异军突起，“跨界明星”

正常情况下，葡萄糖几乎全部经过肾脏重吸收回血液，维持血液中葡萄糖浓度的稳定，钠-葡萄糖共转运蛋白2（SGLT-2）是位于肾脏、主导这一过程的关键蛋白；反言之，如果这一过程受到阻碍，影响了肾脏对葡萄糖的重吸收，则会使经尿液排出的葡萄糖增加而发挥其降糖作用。SGLT-2抑制剂正是发挥这种“阻碍”作用的关键物质，而这独特的降糖机制，也使其在众多降糖药物中脱颖而出、异军突起。

SGLT-2抑制剂除具有卓越的降糖疗效外，还具有减轻体重、降低血压、改善脂代谢、降低尿酸、减少尿蛋白等诸多额外获益。由于这类药物没有促胰岛素分泌的作用，不依赖于胰岛素，故无低血糖风险，不会增加体重，适用于所有2型糖尿病患者；在医生指导下，也可用于部分1型糖尿病患者。由于它具有确切的心肾保护作用，因此，特别适合于伴有蛋白尿及心力衰竭的糖尿病患者，是名副其实的“跨界明星”。

由于其经尿液排糖的独特机制，因此容易增加泌尿生殖系感染的风险，常规抗感染治疗有效；同时，由于其降低血液中葡萄糖浓度，使机体转为利用脂肪供能，故有增加“酮症酸中毒”的风险，对于老年人或1型糖尿病患者应警惕使用。对于下肢血管并发症高危人群（如65岁以上、合并动脉粥样硬化性心血管疾病等）使用SGLT-2抑制剂治疗过程中应监测血压、体重变化。不建议糖尿病足患者起始应用SGLT-2抑制剂。

服药原则记心间，事半功倍神助攻

很多糖尿病患者不习惯看药物使用说明书，对于老年糖尿病患者，由于记忆力减退或者视力下降，都会导致服药时间及服药方式错误，如所有药物都在餐前一次性服用，又或者将缓释片、肠溶片嚼服或掰开服用，这些错误的服药方式都会直接影响口服降血糖药物的效果，最终导致血糖控制欠佳。下面详述一下正确的服药原则，希望大家牢记心间。

一、服药时间

1. 双胍类：因其常见的胃肠道不良反应，故建议随餐服用，或者餐后服用，每天 2 ~ 3 次。

2. 磺脲类：格列苯脲是长效药，每天一次用药，早餐时或第一次主餐时服药；格列吡嗪（美吡达）、格列齐特（达美康）、格列本脲（优降糖）、格列喹酮（糖适平）属于短效药，需在饭前 30 分钟服药。从小剂量开始，逐渐增加剂量，谨慎调整剂量；依从性差时，推荐使用每日只需服用一次的磺脲类药物。

3. 格列奈类：属于短效非胰岛素促泌剂，应在餐前 1 ~ 15 分钟内服药。

4. α – 葡萄糖苷酶抑制剂：根据其药理机制，必须随餐服用，一般建议吃第一口饭时服药，且把药片嚼碎服用。

5. 噻唑烷二酮类：属于长效药，每日一次服药即可，不受进食的影响，餐前餐后都没关系，推荐晨起空腹口服。

6. DPP–4 抑制剂：除维格列汀早晚各给药一次之外，其他“四朵金花”均是每日清晨给药一次，服药时间不受进餐影响。

7. SGLT–2 抑制剂：属于长效药，每日服用一次即可，不受进食的影响，餐前餐后都没关系，推荐晨起空腹口服。

二、服药方式

1. 可以直接吞服的药物：磺脲类、双胍类、格列奈类、DPP–4 抑制剂类。

2. 需要与第一口饭同服且需嚼服的药物：α–葡萄糖苷酶抑制剂。

3. 不能嚼服或掰开服用的药物：带有“缓释片、肠溶片”的药物，如二甲双胍缓释片。

保健品？降糖药？通用名？商品名？化学名？傻傻分不清

随着糖尿病患者数量的不断增加，市面上五花八门的降糖药也层出不穷。当一些标榜着“具有疾病预防和治疗功能”“无毒、无不良反应”的降糖保健品出现在市面上，并被大肆宣传时，不少糖尿病患者跃跃欲试。任何保健品在糖尿病治疗中起到的只是辅助作用，不能代替药物，一些非法添加了西药的保健品非但不能治疗糖尿病，其不良反应更大。对于糖尿病患者来说，任何的保健品都不能等同于正规的药品，尤其是一些宣称可以降糖的保健品，一定要注意其中是否加入了廉价的降糖药物，如格列苯脲，在服用之前一定要咨询专业的人员，防止出现肝肾损害或低血糖等严重事件，得不偿失。

不同名字的药居然是同一种？临床上经常会看到有这种困惑的患者。到底药物的几个“名字”有何区别呢？药物通用名即药名是国家药典采用的法定名称，是在全世界都可以通用的名称，也就是说“只有一个，世界统一”，是不论哪个厂家生产的同种药品都只能使用同一个名称，如阿卡波糖。商品名是生产厂家或企业的产品注册的名称，不同厂家生产同一种药可以起不同的商品名，如拜唐苹、卡博。化学名通常是在所采用的英文化学名的基础上翻译转换而来。概括说来，通用名是药物的名字，所有厂家都可以使用；商品名就是牌子，用来区分不同厂家的；化学名就是化学结构式直译过来的。这样解释起来，大家是不是就明白多了，也不会再有“买错药、不知道买哪种药”的困扰了。

适合自己的，才是最好的

在临床中经常会遇到这样的情况，有些糖尿病患者，在刚发现自己血糖升高时就很“积极”的治疗，四处打听治疗方法，也不管这种方法是否适合自己，却不到正规医院就诊。导致的结果就是胡乱服药后血糖骤降，身体短时间很难完全适应。或者擅自加大用药剂量，诱发低血糖反应，甚至导致低血糖昏迷，或者严重的肝肾损害。还有一部分糖尿病患者，经常有这样的诉求：“大夫，麻烦请您给我用最好的降糖药！”事实上，每一类药物都各有其特点，具有不同的作用时间、降糖效果、服药方式及不良反应，针对的人群也不尽相同。选择口服降糖药物时要充分考虑药物的风险和潜在获益，结合患者的情况（如血糖谱特点、肝肾功能、体型、服药依从性、并发症及合并症情况、年龄等）来进行综合考虑。对于初发糖尿病患者，需要了解自己的胰岛功能是否完好，有无并发症及合并症，如果目前胰岛功能低下或者存在严重的并发症及合并症，口服降糖药物并非为最优选择。只有在医生指导下制定出最适合你的个性化用药方案，才是最好的降糖方案。

生活方式才是基石，莫要“神化”药物疗效

很多糖尿病患者认为，只要好好吃降糖药就可以了，饮食和运动并不重要。这种观念是非常错误的。糖尿病的“五驾马车”治疗措施中，生活方式干预即饮食和运动是治疗的基石，且贯穿于整个糖尿病治疗过程中，只有在均衡的饮食和适量的运动基础上，药物才能够发挥其最佳的效果。而且降糖药物仅仅能够帮助患者控制血糖，并不能满足饮食中的营养素所带来的生命活动需求。因此，切不可“神化”降糖药物，药物必须与饮食、运动搭配，才能达到控制或减少糖尿病并发症的目的。

而对于大部分妊娠糖尿病患者，经过生活方式干预后血糖均能控制到目标范围内，如果通过生活方式仍不能达到治疗目标，应加用药物治疗。对于 2 型糖尿病患者，在妊娠期应用二甲双胍的有效性和对母儿的近期安全性与胰岛素相似，若孕妇因主、客观条件无法使用胰岛素时，可使用二甲双胍控制血糖。在我国对于妊娠糖尿病患者推荐药物治疗时，仍然首选胰岛素。

早期联合，尽早达标，配伍原则，可别马虎

早期联用口服降糖药不仅可使血糖得到长期良好的控制，还可保护胰岛 β 细胞功能，延缓其功能的衰退，减轻胰岛素抵抗，最终预防和延缓糖尿病慢性并发症的发生，延长糖尿病患者的寿命，提高其生活质量。但是口服降糖药物的搭配也是有讲究的，如果"乱点鸳鸯谱"，不但不能有效控制血糖，还有可能发生严重低血糖或肝肾功能损害，延误病情，危及生命。

联合应用口服降糖药要遵循以下原则。

1. 同类药物别搭配，不同类药物可联合

作用机制基本相同的同类药物原则上不能联合使用，因其降糖效果没有增加，但发生不良反应的风险却会大大增加，如磺脲类 + 格列奈类，两种胰岛素促泌剂联合应用，低血糖风险大大增加；而不同作用机制的药物搭配，最好是机制互补的药物，可以达到事半功倍的效果，如磺脲类 + 双胍类，这种组合除降糖的效果较好以外，性价比也是极高的。

2. 联用的药物种类不宜过多

2 种药物的联合降糖效果可能大于每种药物降糖效果的叠加，这就是所谓的"1+1 ＞ 2"，两种药物联合使用是安全的，同性价比比较高的，临床上应用也非常广泛。必要时可以选择 3 种药物联合，但是并不是可以无限制地联合下去，尽量避免联用 4 种及以上药物。

3. 所选药物要覆盖患者的血糖谱

联合用药的目的是尽快使血糖控制达标，因此不能照搬别人

的方案，要根据患者血糖谱情况，制定个体化方案，如可有效降低餐后血糖的联用方案：磺脲类 + α - 葡萄糖苷酶抑制剂。

年长的糖尿病患者或病程较久的患者往往伴有其他疾病，所以日常用药时，常常需要降糖药合并其他药物一起服用。降糖药和其他的药物一起服用后可能会发生互相作用，或协同利于治疗，或拮抗影响治疗。下面介绍 4 种与降糖药物联合可能引起低血糖的药物，需要谨慎合用：①组胺 H2 受体阻断剂，如西咪替丁；②普萘洛尔；③阿司匹林；④含巯基的化合物，如甲巯咪唑、谷胱甘肽、卡托普利。

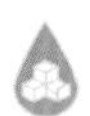 “小人物”选药有“大学问”

儿童及青少年糖尿病的治疗目的是降低血糖、消除症状，预防和延缓各种急、慢性并发症的发生，提高生活质量，使糖尿病患儿能与正常儿童一样生活和健康成长。儿童1型糖尿病一经确诊，需终身依赖外源性胰岛素替代治疗。而2型糖尿病除了胰岛素治疗，还可以选择口服降糖药。

由于儿童和青少年2型糖尿病患者与成人2型糖尿病患者的病理、生理相似，有理由推测这些药物对儿童和青少年2型糖尿病患者有效。药物的选择及应用基本上与成年人相同。值得注意的是，这些口服降血糖药物的疗效和安全性都未对儿童进行过全面的评估，因此，许多口服降糖药物的说明书中都不推荐或者禁用于儿童和青少年。

儿童和青少年2型糖尿病患者若伴有高血糖（血糖超过13.9 mmol/L）或酮症，应考虑胰岛素治疗，待血糖稳定后，再换用口服降糖药。

用于治疗儿童和青少年2型糖尿病的药物非常有限，美国食品药品监督管理局（FDA）仅批准二甲双胍片剂用于10岁以上儿童患者，尤其是对于超重或肥胖的患儿，二甲双胍作为首选药物。

儿童和青少年2型糖尿病患者使用的合适剂量是从小剂量开始，根据情况逐渐增加剂量；对于体重50 kg以上的儿童患者，起始剂量可与成人推荐剂量一致，即500毫克/次，每日两次。

磺脲类药物（如格列苯脲）最严重的不良反应是会发生低血

糖，由于儿童及青少年处于生长期，低血糖对大脑发育有显著的影响，且尚无有效性及安全性的研究，故暂不推荐使用。

非磺脲类胰岛素促泌剂（如瑞格列奈）及胰岛素增敏剂（如吡格列酮）能否在儿童和青少年糖尿病患者中应用还正在研究中，这类药物在长期应用中的安全性和有效性还需进一步确认。

α－葡萄糖苷酶抑制剂（如阿卡波糖）因其胃肠道反应明显而不容易被儿童和青少年接受，使用较少。

新型口服降糖药物，未来可期

胰岛素可以满足不同患者的降糖需求，是治疗糖尿病最有效、最直接的手段，但是很多患者都因为其操作不方便或者害怕疼痛而拒绝使用胰岛素。那么，如果胰岛素能够口服是不是就太好了。从生理学上来讲，胰岛素是一种蛋白质，在人体消化液中会被分解消化。而理想的口服胰岛素应具备可适应胃肠道 pH 变化、能在胃肠道长时间滞留、包埋率及载药率高等特性。将它制成胶囊的方式服用，这从技术上解决了胰岛素被胃酸和肠液分解的问题。目前，口服胰岛素的研发突破了多重障碍，多种口服胰岛素产品正在研发中。

司美格鲁肽是一种 GLP-1 受体激动剂的注射类降糖药物，因其降糖的同时，还具有心血管、肾脏、降低体重的多重额外获益，且一周一次更少的使用频率，目前在糖尿病领域成为“一匹黑马”。在不久的将来，口服司美格鲁肽将成为一个重要的补充形式，也会是越来越多的 2 型糖尿病患者的药理选择。

FDA 于 2021 年 6 月批准了司美格鲁肽注射液用于超重 / 肥胖人群的减重治疗。国内外已经出现了很多关于司美格鲁肽减肥的安全性和有效性的研究，均显示了其强效的减重效果。该类药物的主要不良反应为胃肠道不良反应，包括恶心、腹泻和呕吐等，部分人群使用后有导致胰酶升高的风险。这些不良反应一般为轻至中度，而且在大多数患者中逐渐减轻。目前在中国，司美格鲁肽注射液尚无应用于减重治疗的适应证，因此对于该类药物的使用仍需在医生的详细告知及严格监督下使用，切勿自行加用。

多格列艾汀（Dorzagliatin）是我国自主研发的全球首款获批的葡萄糖激酶激活剂（GKA），于2022年9月经中国国家药监局（NMPA）批准上市。葡萄糖激酶GK是血糖调控系统中的传感器，在维持人体葡萄糖稳态中发挥了关键作用。GK能敏锐感知体内葡萄糖浓度的变化，并进一步启动后续酶促反应，从而调控控糖激素的释放和葡萄糖处置，维持机体血糖稳态，通过作用于胰岛、肠道内分泌细胞以及肝脏等葡萄糖储存与输出器官中的葡萄糖激酶靶点，改善2型糖尿病血糖稳态失调。由于其能重塑人体血糖稳态，从机制上改善 β 细胞功能，因此具有糖尿病缓解的潜力。目前多格列艾汀已被纳入国家医保目录，意味着未来将会惠及更多2型糖尿病患者。

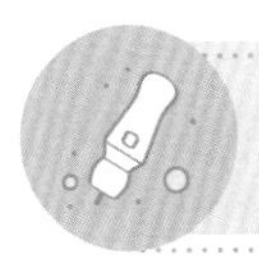

第四章　众里寻它，“针”心为你

血糖监测，该什么时候进行？

糖尿病是一种典型的慢性疾病，不仅需要长期有效的饮食、运动或药物等治疗，还离不开患者规范的自我血糖监测，以预防和延缓急慢性并发症的发生。自我血糖监测（self-monitoring of blood glucose，SMBG）指糖尿病患者在家中采用便携式血糖仪，自己监测血糖波动的情况，是血糖监测的重要手段之一。

SMBG 能够反映饮食控制、运动疗法和药物治疗的效果，为调整治疗方案提供依据，有效降低高血糖和糖尿病并发症的发生风险，通过 SMBG 还可以预防低血糖的发生，特别是无症状性低血糖。

那么，我们常会监测哪些时间的血糖呢？各时间点监测血糖的适用范围如表 4-1 所示。

表 4-1　各时间点监测血糖的适用范围

时间	适用范围
空腹血糖	空腹血糖较高，或有低血糖风险时（老年人、血糖控制较好者）
餐后 2 小时血糖	空腹血糖已获良好控制，但 HbA1c 仍不能达标者；需要了解饮食和运动对血糖的影响
睡前血糖	注射胰岛素患者，特别是晚餐前注射胰岛素患者

续表

时间	适用范围
夜间血糖	经治疗血糖已接近达标，但空腹血糖仍高者；或疑有夜间低血糖者
其他	出现低血糖症状时应及时监测血糖，剧烈运动前后宜监测血糖

各时段血糖监测的意义是什么呢？

监测空腹血糖：能够反映基础胰岛素分泌情况及前一天晚间用药是否可以控制血糖到次日清晨。

监测午餐、晚餐餐前血糖：可用于指导患者调整食物的摄入量和餐前注射胰岛素用量。

监测三餐后血糖：可反映进食刺激后胰岛素的分泌情况，以及药物与饮食治疗与血糖控制的情况。对多数 2 型糖尿病者来说，餐后 2 小时血糖有时比空腹血糖更重要，因为这类患者空腹血糖可能并不高，但由于其胰岛素分泌功能已经受损，受高糖刺激后反应较差，而出现餐后高血糖。应注意，测餐后 2 小时血糖应从吃第一口饭开始计时到满 2 小时为止，有些人从吃完饭后才开始计时，其结果就有了明显的差别。

监测睡前血糖：防止出现夜间低血糖或清晨空腹高血糖。

另外，在下列特殊情况下要加强血糖监测以更好地了解自身情况。

1. 经常血糖过高或过低。

2. 怀孕或计划生育的女性。

3. 患病期间。

4. 日常生活有所改变，如旅行、运动、饮食习惯的改变等。

附：血糖记录表（表 4–2）

表 4-2 血糖记录表

日期	体重	早餐		午餐		晚餐		睡前/随机
		餐前	餐后 2 h	餐前	餐后 2 h	餐前	餐后 2 h	

糖尿病患者居家测血糖的二三事

血糖监测是糖尿病综合管理的“五驾马车”之一，是糖尿病患者饮食、运动、药物治疗调整的准线，因此掌握正确的血糖监测方法是糖友的一项必备技能。现在我们就来聊聊有关血糖监测的那些事儿。

一、哪些糖友需要加强血糖监测？

1. 所有 1 型糖尿病患者。
2. 初始的处于调糖阶段的 2 型糖尿病患者。
3. 进行胰岛素强化治疗的患者。
4. 应用胰岛素泵治疗的患者。
5. 妊娠糖尿病患者。
6. 对低血糖反应不敏感的患者。
7. 平时血糖波动较大的患者。

二、仪器的选择

监测血糖的仪器分为便携式血糖仪和动态血糖仪。生活中便携式血糖仪比较常见，随着生活水平的提高，动态血糖仪的使用率也有所升高。

1. 便携式血糖仪

（1）物品准备：便携式血糖仪、血糖试纸、采血针、75% 酒精、棉签、污物桶、血糖记录本。

（2）糖尿病患者准备：洗手。

（3）测量过程：①取出试纸，检查试纸是否干燥，取出后应立即将瓶盖盖上，预防试纸受潮；②将试纸插入血糖仪（血糖仪保持电量充足），核对试纸批号是否与条形码一致，试纸是否安装正确；③用 75% 酒精消毒待测手指（勿再污染已消毒的手指），待酒精挥发后，用采血针进行穿刺；④弃去第一滴血液，将第二滴血液用于血糖监测；⑤等待血糖仪屏幕显示结果，过程中不可拔出试纸；⑥棉签按压穿刺处 1 ～ 2 分钟；⑦记录测量结果。

（4）注意事项：①选择末梢循环好、皮肤薄的部位穿刺（一般在指腹两侧取血，该部位神经组织少而血运丰富）；②采血后稍稍挤压手指形成一小滴血样（勿过分挤压手指，以免组织内液渗出影响结果）；③彻底清洁、消毒并晾干采血部位，残留的酒精可能稀释血样，影响结果；④将血糖测量用品（便携式血糖仪、血糖试纸、采血针等）存放于阴凉、干燥、清洁处；⑤测试完毕后需取下试纸与针头，将其作为医疗废弃物丢弃处理，不可重复使用。

2. 动态血糖仪（分为两个部分：扫描仪和传感器）

市面上有多种动态血糖仪，使用方法大同小异。现在，我们以其中一种瞬感动态血糖仪来讲解使用方法。

（1）操作方法：① 75% 酒精棉签消毒待植入部位，待其干燥；②植入侧手臂自然下垂，助针器垂直压紧皮肤并按下；③植入后 5 秒钟再拿开助针器，轻压探头（传感器）使其粘牢；④启动传感器；⑤激活传感器，扫描仪提示：等待 60 分钟；⑥ 60 分钟后仪器自动报警，这时可正常扫描来检测血糖。

（2）注意事项：①植入探头时选择三角肌和肱三头肌的交线处或皮下脂肪较多的部位；②佩戴后 72 小时内检测的血糖数值，

最好结合指尖血糖数值，72 小时后便携式血糖仪监测的指尖血糖与动态血糖仪监测的血糖数值误差偏小，可以忽略不计（故 72 小时后，方可正常使用瞬感）；③佩戴 14 天后探头会自然脱落，脱落的探头务必保存好，因为这 14 天的血糖数据都在探头里，可通过数据线将扫描仪与电脑进行关联，生成血糖日趋势图，获取更直观的信息，然后再丢弃探头；④保证扫描仪处于有电的状态，使用前可以提前充满电，若一直不使用，需要每三个月拿出充一次电。

糖尿病患者也可以在住院期间佩戴好动态血糖仪，出院后继续进行扫描瞬感来监测血糖。

（3）优点：①减少疼痛，血糖数据更全面；②查找隐匿性低血糖或高血糖；③及时发现血糖波动的可能原因；④实时监控，全程评估病情变化。

缺点：耗材费用偏高。

总而言之，动态血糖仪优点较多，但价格略高，有条件的糖尿病患者可以考虑佩戴。尤其是妊娠糖尿病患者，血糖长期控制不稳的 1 型、2 型糖尿病患者，以及疼痛敏感者。

三、自我血糖监测的频率及时间

血糖监测频率及时间均需根据糖尿病患者的实际情况进行个体化决定。

1. 生活方式干预以控制糖尿病的患者：需要有目的地进行血糖监测来了解饮食、运动对血糖的影响，并予以调整。

2. 口服降糖药的糖尿病患者：每周 2 ～ 4 次空腹或餐后 2 h 血糖，或就诊前一周连续监测 3 天。每天监测早餐前后、午餐前后、晚餐前后、睡前，这 7 个时间点的血糖。

3. 使用胰岛素的糖尿病患者：

基础胰岛素使用者：监测空腹血糖并据之调整睡前胰岛素剂量；

预混胰岛素使用者：监测空腹 + 晚餐前血糖，据空腹血糖调整晚餐前胰岛素剂量，据晚餐前血糖调整早餐前胰岛素剂量；

餐时胰岛素使用者：监测餐后或餐前血糖，据餐后血糖和下一餐前血糖调整上一餐前胰岛素剂量。

4. 特殊人群的糖尿病患者：遵循以上基本原则并据情况可实行较宽松血糖控制标准，包括围手术期患者、低血糖高危人群、危重症患者、老年患者、1 型糖尿病患者、妊娠糖尿病患者等。

血糖控制在什么范围比较合适？

面对实时波动的血糖数值，很多糖尿病患者会有这样的疑问，究竟自己的血糖控制在什么范围内比较合适呢？今天我们一起来了解一下住院糖尿病患者血糖控制目标。

住院患者的血糖监测主要采用便携式血糖仪进行床旁快速血糖检测，可在充分评估患者病情后制定相应的血糖控制目标。血糖控制目标可分为严格、一般、宽松 3 个标准：①严格：空腹或餐前血糖为 4.4 ～ 6.1 mmol/L，餐后 2 小时或随机血糖为 6.1 ～ 7.8 mmol/L；②一般：空腹或餐前血糖为 6.1 ～ 7.7 mmol/L，餐后 2 小时或随机血糖为 7.8 ～ 10.0 mmol/L；③宽松：空腹或餐前血糖为 7.8 ～ 10.0 mmol/L，餐后 2 小时或随机血糖为 7.8 ～ 13.9 mmol/L。

1. 对于新诊断、年纪较轻、无并发症、降糖治疗无低血糖风险的糖尿病患者、拟行精细手术的患者，应严格控制血糖，空腹血糖应控制在 4.4 ～ 6.1 mmol/L、餐后 2 小时血糖在 6.1 ～ 7.8 mmol/L。

2. 对于低血糖高危人群 [糖尿病病程＞ 15 年、存在无感知性低血糖病史、有严重并发症（如肝、肾功能不全）、全天血糖波动大并反复出现低血糖的患者]，以及因心脑血管疾病入院、有中重度肝肾功能不全、75 岁以上、预期寿命＜ 5 年（如癌症等）、存在精神及智力障碍、行急诊手术、行胃肠内或外营养及内科重症监护室的危重症患者，可使用宽松的血糖控制目标。建议空腹血糖在 7.8 ～ 10.0 mmol/L，餐后 2 小时血糖在 7.8 ～ 13.9 mmol/L。

3. 伴有稳定心脑血管疾病的高危人群，包括大部分＞ 50 岁的男性或＞ 60 岁的女性合并 1 项危险因素者（心血管疾病家族史、高血压、吸烟、血脂紊乱或蛋白尿）、使用糖皮质激素的患者、择期行手术治疗的患者及外科重症监护室的危重症患者，建议选择一般血糖控制目标。

以上有关“糖友”居家测血糖的建议，希望对广大糖尿病患者有些许帮助！

胰岛素的种类，您了解吗？

在日常的教育管理过程中我们发现，糖尿病患者们对胰岛素既熟悉又陌生。熟悉的是胰岛素在糖尿病的治疗中应用普遍，而陌生在于很多糖尿病患者对胰岛素的种类并不熟悉，尤其是在同时使用两种胰岛素治疗时，容易混淆，造成安全隐患。所以，对于糖尿病患者们来说，正确注射胰岛素，除了要掌握操作方法，更要熟知自己所用胰岛素的种类，才能确保安全有效。下面就带大家了解一下胰岛素的家族成员。

一、按制剂来源分类

按制剂来源分为动物胰岛素、人胰岛素、人胰岛素类似物。

动物胰岛素：由动物胰腺提取而来，一般是猪胰岛素，稳定性稍差，易发生免疫反应、过敏或胰岛素抵抗，价格便宜，现在已很少应用。

人胰岛素：并非从人的胰腺提取而来，而是通过基因工程合成，其结构和人体自身分泌的胰岛素一样，稳定性高于动物胰岛素，不良反应更少。

人胰岛素类似物：利用基因工程技术对人胰岛素肽链进行修饰合成，作用时间更符合人体生理需要，控制血糖更安全、更方便。

二、按作用时间分类

根据药物动力学的特点，临床上胰岛素制剂可被分为超短效

（速效）胰岛素类似物、短效（常规）胰岛素、中效胰岛素、长效胰岛素制剂（包括长效胰岛素和长效胰岛素类似物）和预混胰岛素制剂（包括预混胰岛素和预混胰岛素类似物），如表 4–3 所示。

表 4-3 临床常见胰岛素

种类	胰岛素类型	通用名	商品名	起效时间	峰值时间	作用时间
超短效	胰岛素类似物	门冬胰岛素	诺和锐	10 ~ 15 min	1 ~ 3 h	3 ~ 5 h
		赖脯胰岛素	优泌乐、速秀霖	10 ~ 15 min	0.5 ~ 1 h	4 ~ 5 h
		谷赖胰岛素	艾倍得	10 ~ 15 min	1 ~ 1.5 h	3 ~ 5 h
短效	动物源胰岛素	中性胰岛素	万苏林 R	30 ~ 60 min	2 ~ 4 h	5 ~ 7 h
	人胰岛素	生物合成人胰岛素	诺和灵 R、优泌林 R、优思灵 R、重合林 R、甘舒霖 R	30 ~ 60 min	2 ~ 4 h	5 ~ 8 h
中效	动物源胰岛素	低精蛋白锌胰岛素	万苏林 N	2 ~ 4 h	8 ~ 12 h	18 ~ 24 h
	人胰岛素	低精蛋白锌重组人胰岛素	诺和灵 N、优泌林 N、优思灵 N、重合林 N、甘舒霖 N	2.5 ~ 3 h	5 ~ 7 h	13 ~ 16 h

续表

种类	胰岛素类型	通用名	商品名	起效时间	峰值时间	作用时间
长效	动物源胰岛素	精蛋白锌胰岛素		3 ~ 4 h	12 ~ 24 h	24 ~ 36 h
	胰岛素类似物	甘精胰岛素	来得时、长秀霖	2 ~ 4 h	无峰	20 ~ 24 h
		地特胰岛素	诺和平	3 ~ 8 h	无峰	5.7 ~ 23.2 h
预混	动物源胰岛素	精蛋白锌胰岛素注射液 30R	万苏林 30R	0.5 h	2 ~ 8 h	24 h
	人胰岛素	人胰岛素预混 30	诺和灵 30R、优泌林 70/30、重合林 M30、甘舒霖 30R、优思灵 30R	0.5 h	2 ~ 12 h	14 ~ 24 h
		人胰岛素预混 50	诺和灵 50R、甘舒霖 50R、优思灵 50R	0.5 h	2 ~ 3 h	10 ~ 24 h
	胰岛素类似物	预混门冬胰岛素 30	诺和锐 30	10 ~ 20 min	1 ~ 4 h	14 ~ 24 h

续表

种类	胰岛素类型	通用名	商品名	起效时间	峰值时间	作用时间
预混	胰岛素类似物	预混门冬胰岛素 50	诺和锐 50	15 min	30 ~ 70 min	16 ~ 24 h
		预混赖脯胰岛素 25	优泌乐 25	15 min	30 ~ 70 min	16 ~ 24 h
		预混赖脯胰岛素 50	优泌乐 50	15 min	30 ~ 70 min	16 ~ 24 h

不可不知的胰岛素储存小知识

在糖尿病的治疗中，胰岛素扮演着重要的角色，要达到胰岛素治疗应有的效果，除了掌握正确的注射技术，还要学会正确的储存方法。

由于胰岛素是一种小分子的蛋白质，对温度的要求比较严格。因此，我们一定要先阅读胰岛素的使用说明书，不同胰岛素产品的储存期要求并不完全相同，比如，有的说明书写着“一旦启用，储存温度不能高于25℃”，有的写着“正在使用的药物请在室温（30℃）以下存放”。因此，一定要严格按照说明书的要求进行保存，还要查看有效期（图4-1）。

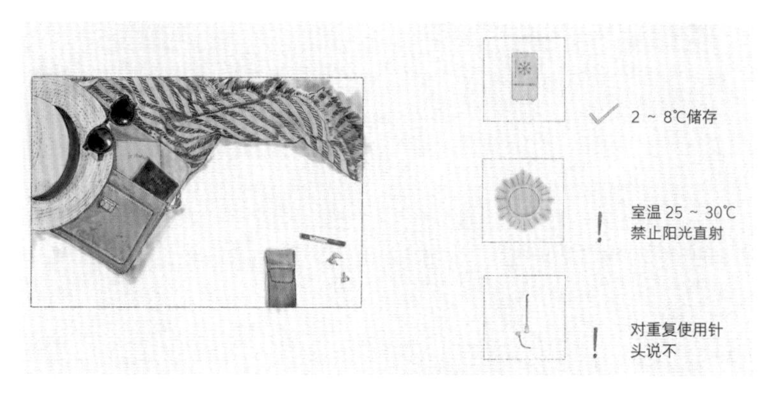

图4-1 胰岛素的储存

一、未开封的胰岛素

应在冰箱的冷藏室内（2 ~ 8℃）储存，不要贴近冰箱壁，以免温度过低，胰岛素受冻结冰；也不要放在冰箱门上，避免来回开关冰箱发生震荡；最好固定放置在靠近冰箱门的位置，并注意定时清理冰箱，保持冰箱的清洁；禁止放在冰箱冷冻层或者放入冰柜中，冷冻过的胰岛素即使已经融化也不能再使用。

二、已经开封的胰岛素

也就是正在使用过程中的胰岛素，一般可以在室温（25 ~ 30℃，详见说明书）下保存 30 天。室温下保存的胰岛素要禁止放在阳光直晒的窗台、桌子上；更要避免隐藏在空调、电视、微波炉等家用电器能够产热的位置旁，一定要保证室内的温度低于说明书上要求的温度。因为，一旦室温高于要求温度，胰岛素的生物活性就会降低，继而药效也会相应降低。所以，建议家中备有室温计，一旦发现温度超出要求范围，即使已经开封的胰岛素也最好放到冰箱冷藏。为避免注射时有不适感，应在注射前 30 分钟从冰箱取出复温后再注射。

三、外出旅行时

胰岛素要放在随身的包里，可选用胰岛素保温包、胰岛素冷藏盒等便携式储存装置放置胰岛素。不要放在旅行袋等行李中，更不能放在托运的行李箱中。一是因为胰岛素的分子结构由两条氨基酸链通过两条二硫键松散地连接在一起，在剧烈震动的情况下，二硫键易断裂，从而导致生物活性被破坏，导致药效丧失；二是因为无论是陆路、水路还是航空，托运行李都有可能暴露在低温或高温环境下，胰岛素也会因温度过低或过高造成失效。

此外，糖尿病患者们在每次使用胰岛素前都应检查药品的有效期，并观察药液是否有结晶体或颜色变化等异常现象。如有，则需及时更换。

对针头重复使用说“NO”！

“小小针头，没想到给我带来如此大的危害！”李先生一边沮丧地说着，一边掀起自己的上衣，露出的腹部因重复使用针头，已经出现多处硬结，因为觉得注射在有硬结的地方疼痛感轻，李先生经常选择在这些地方注射，直到有一天，因严重低血糖被家人送进了急诊室。李先生不解：“难道一个小小的针头，竟能带来如此大的麻烦吗？”

接下来，我们就跟您聊一聊，重复使用注射笔针头可能会带来的大麻烦。

一、影响注射剂量的准确性

很多糖尿病患者因重复使用针头，将用过的针头留置在笔芯上，这等于给笔芯内的药液和外界建立了一个通道，会直接导致以下 2 种情况，影响注射效果和安全性。

1. 注射漏液：温度降低时，胰岛素体积收缩导致空气进入笔芯，产生气泡，导致注射时间的延长，并产生漏液现象。

2. 药液流失：温度升高时，胰岛素体积膨胀而从笔芯泄漏，浪费胰岛素，改变混合胰岛素的浓度。

二、针头断裂或针管堵塞

1. 针头断裂：多次重复使用，针尖部分发生弯曲，甚至折断在人体内而引起严重后果。

2. 针管堵塞：使用过的针管内残留的胰岛素形成结晶，阻塞针管，阻碍下一次注射。因此，在注射之前必须确认胰岛素是否可以顺畅地通过针头。

三、疼痛增加

注射针头多次使用会造成针尖翻边卷刺，针头表面的润滑层发生脱落，导致注射部位出血、擦伤，增加疼痛感。在高倍电子显微镜下，新针头的形状和多次使用后的针头会有明显变化。

四、导致皮下脂肪增生和硬结

有研究发现，皮下脂肪障碍的发生与重复使用针头高度相关。如果长期在增生或硬结部位上注射胰岛素，会影响其吸收，导致血糖不达标，这时通常需增加胰岛素剂量，增加后在正常部位注射时，极易导致血糖剧烈波动甚至发生严重低血糖事件。

因此，规范的注射技术中非常重要的一点就是一针一换针头。

如何正确选择胰岛素针头?

对使用胰岛素的患者来说，胰岛素给药技术正确与否对于控制糖尿病患者血糖至关重要。那么胰岛素注射用针头作为必需消耗品，糖尿病患者们应该如何选择呢?结合《中国糖尿病药物注射技术指南（2016年版）》，我们为您提供以下建议。

一、4 mm 针头最安全

4 mm 针头长度足够穿过皮肤进入皮下组织，且肌肉注射的风险小，因此，对任何年龄、性别、种族、体重指数（BMI）的成人和儿童来说，4 mm 针头都是最安全的注射笔针头，且使用 4 mm 针头时无须捏皮，90° 垂直注射即可。

二、肥胖者可用 5 mm 针头

4 mm 针头能够安全有效地在所有肥胖患者身上使用。不过，对肥胖患者来说，5 mm 针头也是可以的。

三、儿童使用 6 mm 针头有风险

6 mm 或更长的注射器或笔用针头，在儿童中使用时存在一定风险。使用 6 mm 针头时，要以 90° 捏皮注射，此时的净穿透距离大约 4 mm。

四、使用长针头一定要捏皮

如果使用 6 mm 或更长一点的针头，无论注射在任何部位，都建议一定要捏皮，上臂等自行注射不方便的部位最好由家人帮忙进行注射。

五、注射时避免用力

注射时避免用力推压针头，甚至形成皮肤压痕，以免增加肌肉注射风险。

胰岛素注射，如何选择称手的“兵器”？

自 1921 年胰岛素诞生以来，胰岛素注射装置也随着临床实践不断发展创新。目前市面上常见的胰岛素注射装置包括胰岛素专用注射器、胰岛素注射笔、胰岛素泵、无针注射器等，面对琳琅满目的注射装置，糖尿病患者们该如何选择呢？接下来我们将逐一为您介绍各种装置的优势，以便您更好地选择。

一、胰岛素专用注射器

胰岛素专用注射器（图 4–2）主要是配合瓶装胰岛素（400 IU/10 mL）使用，因其针头与注射器本身是固定的，故注射器无效腔体积小，剂量精确度高。针筒上所标刻度即为胰岛素计量单位，一个刻度表示一个胰岛素单位，需要注射多少单位的胰岛素就抽取胰岛素药液至多少刻度。此外，胰岛素专用注射器还可以用于胰岛素的混合，常见于儿童糖尿病患者治疗方案较为灵活时的首选注射装置。

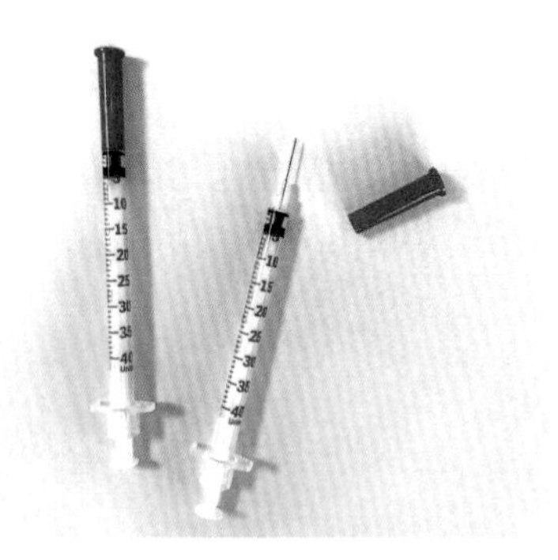

图 4-2　胰岛素专用注射器

因胰岛素专用注射器价格较便宜，故患者容易接受，但它仍存在一些不可避免的缺点，比如，每次注射前均需要抽取胰岛素药液，给年龄较大、视力不佳、手脚不便的糖友带来不少困难；此外，由于与某些胰岛素瓶塞不相容，至今尚无针头短于 6 mm 的胰岛素专用注射器。因此，长期使用时需要特别注意注射部位的检查和轮换，减少皮下硬结的发生。

二、胰岛素注射笔

目前被糖尿病患者选择最多的胰岛素注射装置当属胰岛素注射笔（图 4–3）了，按照是否可以重复使用，胰岛素注射笔可分为特充胰岛素注射笔和笔芯可更换的胰岛素注射笔。特充胰岛素注射笔是一种预充 3 mL（含 300 U）胰岛素的一次性注射装置，出厂时药液与注射笔即为一体，用完后可直接废弃，但花费较笔芯可更换的胰岛素注射笔高，比较适合刚开始使用胰岛素的糖尿病患者；笔芯可更换胰岛素注射笔由注射笔和胰岛素笔芯构成，笔芯中的胰岛素用完后，需要更换新的笔芯，注射笔可重复使用。需要注意的是，目前同一品牌的胰岛素注射笔只能与同一品牌的胰岛素笔芯搭配，注射笔的操作方法也存在一定差异。

胰岛素注射笔上均标有剂量刻度，其使用的注射笔用针头非常细小，因此能减少注射时的痛苦和精神负担。此外，胰岛素注射笔使用方便，便于携带，十分适用于一日多次的胰岛素治疗方案。但由于不同的胰岛素不能被混用，因此，当使用不同类型的胰岛素时，不能自由配比，除非使用预混胰岛素，否则需要分别进行两次注射，具有一定的局限性。

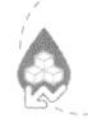

特充胰岛素注射笔

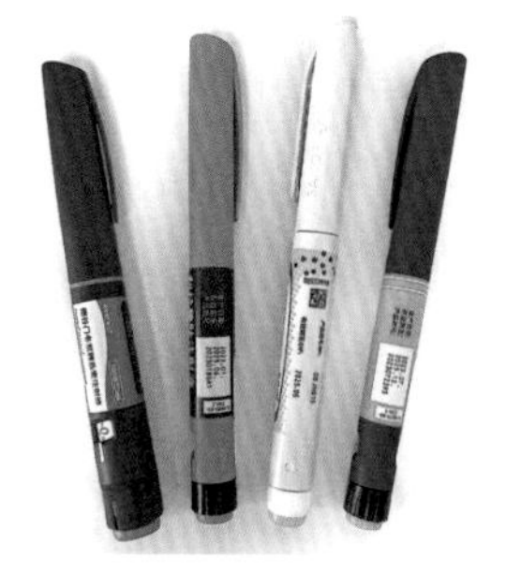

笔芯可更换胰岛素注射笔

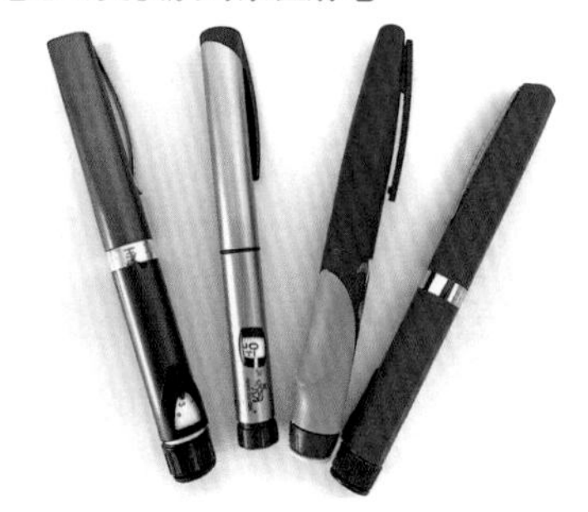

图 4-3　胰岛素专用注射笔

需要注意的是，使用胰岛素注射笔注射时，为防止传染性疾病的传播，绝对不能共用“胰岛素注射笔”和“笔芯”，以上物品必须专人专用。

三、胰岛素泵

胰岛素泵（图 4–4）诞生于 1974 年，是一个小型可随身携带的胰岛素自动输注装置，采用人工智能控制，通过持续皮下胰岛素输注的方式，模拟人体胰岛素的生理性分泌，可根据血糖变化规律个体化设定一个持续的基础输注量和每次餐前的大剂量。在有效降低血糖的同时，还能够精细调节夜间基础输注量，避免夜间低血糖的发生。此外，胰岛素泵大大减少了多次皮下注射胰岛素给糖尿病患者带来的巨大痛苦及心理压力，提高了治疗的依从性及满意度。胰岛素泵最大的缺点是价格较为昂贵。此外，胰岛素泵对使用者的要求较高，需能够进行自我血糖监测，有良好的生活自理能力和控制血糖的主动性，有一定的文化知识和理解能力，以及有一定的经济能力等。

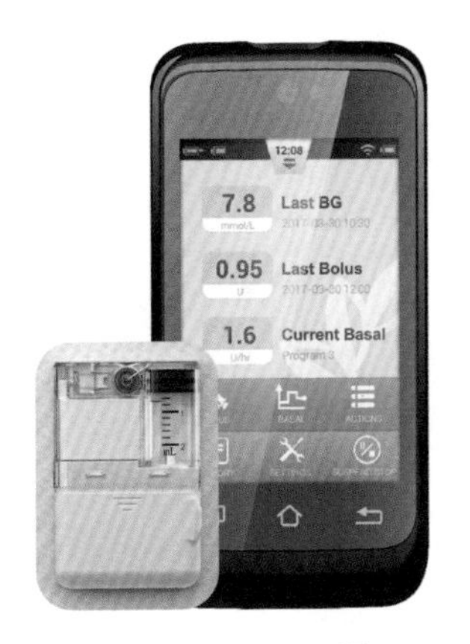

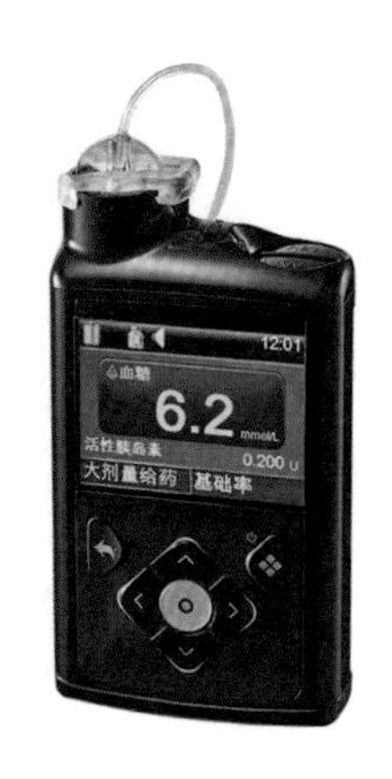

图 4-4 胰岛素泵

四、无针注射器

1866 年法国科学家首次提出“无针注射”的概念，众多学者就开始研制无需针头、凭借高速气流推动将药液注入患者皮内的先进注射器。经多年研制，世界上第一只无针注射器产品于 1992 年在德国上市，获批专用于注射胰岛素。目前，临床可供选择的无针注射器（图 4–5）有 2 种：一种是利用高压气流喷射原理，以喷雾的形式将胰岛素通过注射器的微孔快速注入皮下；另一种则是利用超声波作用于人体皮肤表面的角质层，形成一个可逆的“微通道”，从而将药液导入皮下。与注射笔针头相比，无针注射器注入的药液具有分布广、扩散快、吸收亦快且均匀的特点。而且，无针注射器最大的优势在于它不需要针头，可以消除针头注射引起的疼痛和恐惧感。其缺点是价格较高，拆洗安装过程较为复杂，且瘦弱的患者注射时容易造成皮肤青肿。

为了让您更清晰地了解各类胰岛素注射装置的优势和缺点，我们为您总结了表 4–4。

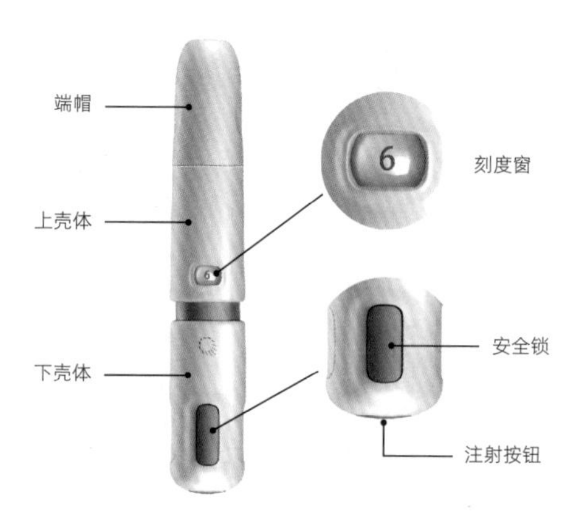

图 4-5　胰岛素无针注射器

表 4-4　各类胰岛素注射装置的优缺点

注射装置	优点	缺点
胰岛素专用注射器	价格便宜，能够按需混合胰岛素	使用时需抽取胰岛素，携带和注射较为不便
胰岛素注射笔	注射笔上有刻度，剂量更加精确，免去烦琐的胰岛素抽取过程，携带及使用方便，针头细小，可减轻注射疼痛	当使用不同类型的胰岛素时，不能自由配比，除非使用预混胰岛素，否则需要分次注射
胰岛素泵	模拟人体胰岛素的生理性分泌，可在有效降低血糖的同时，减少夜间低血糖的发生，操作简便，生活自由度大，尤其适合生活不规律的患者	价格较为昂贵，胰岛素泵需要 24 h 佩戴，患者有时会感到不便，对使用者要求较高
无针注射器	药液分布广，扩散快，吸收均匀，可消除针头注射引起的疼痛和恐惧感	价格较高，拆洗安装过程较为复杂，且瘦弱的患者往往易造成皮肤青肿

总之，胰岛素注射装置技术的日益更新，使胰岛素注射的精准度更高，也使广大需要注射胰岛素的糖尿病患者有更多的选择。现在胰岛素笔及特充注射笔使用更为广泛，胰岛素泵和无针胰岛素注射器正受到越来越多人的关注，而在未来的发展中，也许还将会涌现出更多更好的胰岛素注射装置或给药方式，为糖尿病患者提供更好更便捷的“武器”。相信未来糖尿病治疗的优化会取得更大的进展，人类治愈糖尿病的道路会再向前迈进！

胰岛素注射的这些小细节，您“get”到了吗？

1 型糖尿病患者需要终生胰岛素替代治疗，2 型糖尿病患者随着胰岛细胞功能的衰减，也需要胰岛素治疗。正确使用和注射胰岛素既可以加强治疗效果，也可以减少注射时的疼痛感。那么，以下这些小细节，您平时留意到了吗？

一、先备饭菜再注射胰岛素

糖尿病患者们有的是在餐前 30 分钟注射胰岛素，有的是在餐时注射胰岛素，不论是餐前还是餐时注射胰岛素，注射后很快就可以发挥作用：餐前胰岛素注射后 15 ~ 30 分钟起效，餐时胰岛素注射后 5 ~ 10 分钟起效。若胰岛素注射了之后才开始准备饭菜，很容易造成饭菜还未进口，低血糖就已经发生的情况，因此，我们建议您先准备好饭菜之后，再注射胰岛素，避免低血糖的发生。

二、减轻注射时疼痛的技巧

1. 使用中的胰岛素放至阴凉干燥处保存即可，如果放在冰箱，需提前 30 分钟拿出复温后再使用。

2. 注射部位使用酒精消毒，待酒精挥发后再进行注射。

3. 避开毛发根部注射。

4. 注射时进针要快，推动注射键要慢。

5. 注射部位要轮换，同一部位两个注射点之间应间隔 1 厘米以上。

6. 针头一用一换，避免重复使用。

三、注射后不可立即拔针

注射完毕后，针头在皮下应停留至少 10 秒再拔出，如果注射胰岛素的剂量比较大，那还要多停留一段时间。立即拔出针头可能会发生漏液的现象，使胰岛素注射剂量不准确，影响降糖效果。

四、针头切莫重复使用

前一节我们已经解释了针头重复使用可能带来的危害，所以不可重复使用胰岛素注射针头。

五、废弃针头不要乱丢

注射后的注射器及注射针头均属于医疗污染锐器，不合理的处理不仅会伤及自己与他人，还可对环境造成一定的污染。因此，待针头拔出后，应立即按要求将针头从注射笔上取下，将针头或注射器扔到专用的废物盒内，如果没有专用废弃容器，可以用加盖的硬壳容器等不会被针头刺穿的容器替代。

糖尿病患者在家里自行注射胰岛素时，除可以参考以上介绍的胰岛素注射小细节外，如遇其他问题应及时咨询专业的医护人员予以指导，帮助您正确、轻松地使用胰岛素。

胰岛素注射在什么部位？哪个部位效果最好呢？

常常听糖尿病患者说，护士让我选择不同的部位注射胰岛素，可是时间一长我就记得不是太清楚了，难道同样的胰岛素，注射在不同的部位还有什么差别吗？胰岛素究竟应该注射在什么部位呢？注射在哪个部位效果会比较好呢？

一、胰岛素注射部位的选择

腹部是优先选择的部位，因为腹部的皮下脂肪较厚，可减少注射至肌肉层的危险，同时是吸收胰岛素最快的部位。《中国糖尿病药物注射技术指南（2016 年版）》指出，腹部胰岛素注射的范围是耻骨联合以上约 1 cm，最低肋缘以下约 1 cm，脐周 2.5 cm 以外的双侧腹部。日常注射时，糖尿病患者应在肚脐两侧旁开 3 ~ 4 指的距离外注射，但越往身体两侧皮下层越薄，越容易扎至肌肉层，因此建议不要将胰岛素注射在双侧腰部的位置。

另外，双侧大腿前外侧的上 1/3、上臂外侧的中 1/3 和双侧臀部外上端也是适合注射胰岛素的部位（图 4–6）。

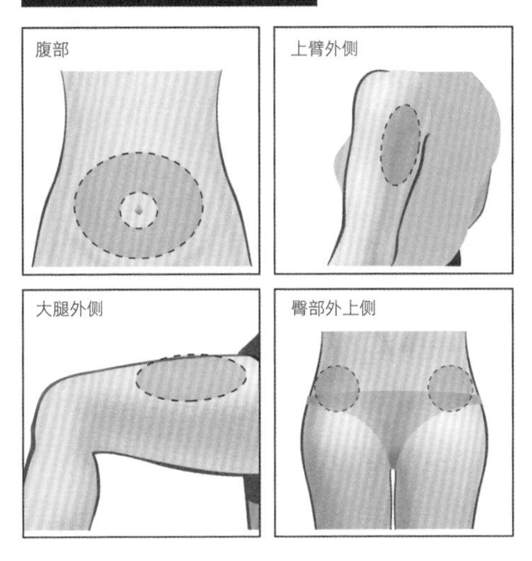

图 4-6 胰岛素注射部位的选择

二、根据胰岛素类型及作用时间不同，选择的注射部位也不同

1. 餐前（时）注射的短效或速效胰岛素在腹部皮下的吸收速度较快，因此这类胰岛素注射部位首选腹部。

2. 胰岛素在大腿和臀部的吸收速度较慢，因此是基础胰岛素的首选注射部位。

3. 可在任何注射部位注射长效胰岛素及其类似物，但要防止肌内注射，以避免发生严重低血糖。

4. 早餐前注射预混胰岛素制剂时，首选注射部位是腹部，以加快其中短效胰岛素成分的吸收，利于控制早餐后血糖波动。

5. 晚餐前注射预混胰岛素制剂时，首选注射部位是臀部或大腿皮下，以延缓中效胰岛素的吸收，减少夜间低血糖的发生。

不同胰岛素适宜注射的部位如表 4–5 所示。

表 4-5　不同胰岛素适宜注射的部位

种类	部位
超短效胰岛素	任何部位
短效胰岛素	腹部
中效胰岛素	臀部或者大腿
预混胰岛素	早餐前：腹部 晚餐前：臀部或大腿

三、注意注射部位的轮换

胰岛素有促脂肪合成的作用，如在同一部位持续注射，便很有可能使该部位皮下脂肪增生，甚至产生硬结，从而导致药物吸收率降低，吸收时间延长，引起血糖波动。因此，凡是长期胰岛素注射的糖尿病患者，一定要进行有规律、有计划的注射部位轮转。具体方法如图 4-7。

1. 将腹部分为四个等分区域（上臂、大腿或臀部可等分为两个等分区域），每周使用一个等分区域并始终按顺时针方向轮换。

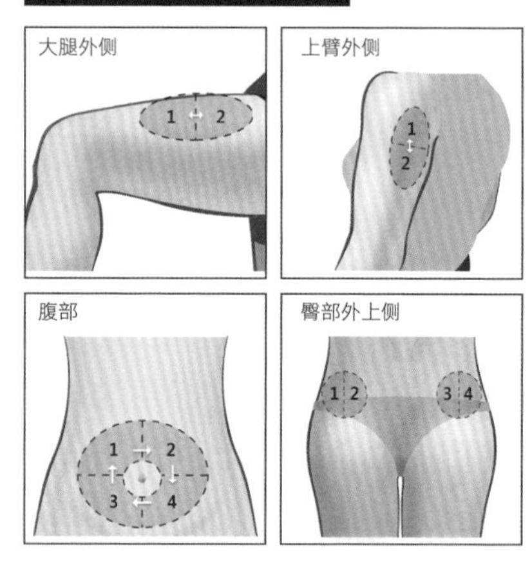

图 4-7　胰岛素注射部位轮换

2. 在任何一个等分区域内注射时，连续两次注射应间隔至少 1 cm（或大约一个成人手指的宽度）的方式进行系统性轮换，以避免重复组织创伤。

3. 一旦发现注射部位有疼痛、凹陷、硬结的现象出现，应立即停止在该部位注射，直至症状消失。

综上所述，只要掌握了正确的胰岛素注射方法，科学合理地使用胰岛素，完全可以达到平稳控制血糖的目标。

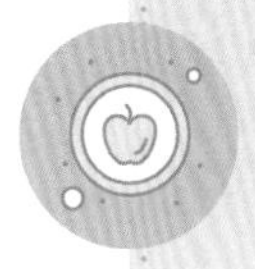

第五章 “慧”吃“慧”动，守护血糖

糖尿病患者们如何吃好主食？

生活方式干预是2型糖尿病的基础治疗措施，应贯穿治疗的始终，而营养治疗是生活方式干预的重要组成部分。主食是食物中“糖”的主要来源，选对主食能够为我们控制血糖提供巨大的帮助。

一、主食量如何确定？

“食品交换份法”是糖尿病患者确定主食量最常见的方法，每份食物的热量在80 ~ 90 kcal。营养师会根据糖尿病患者的身高、体重和体力劳动情况确定其每日总热量需求是多少。再根据三大营养素的比例来确定主食份数。

很多糖尿病患者会说：“计算这个太麻烦了，直接告诉吃多少就可以！”所以，我们根据不同的情况为您绘制了表5–1和表5–2，大家可以作为每日主食量的一个参考，您可以根据自己的血糖状态、体重的变化、饥饿的程度来调整，从而找到最适宜自己的主食量（图5–1）。

表5-1 确定自己该吃多少份

	男性	女性
超重（BMI ＞ 24）	9 ~ 11份	7 ~ 9份

续表

	男性	女性
体重正常（18.5 ≤ BMI < 24）	14 份	11 份
消瘦（BMI < 18.5）	16 份	13 份

表 5-2　一份是多少

食品	重量（g）	食品	重量（g）
各种米、面、杂豆类（大米、小米、面粉、红豆）、挂面、燕麦生重	25	米饭（熟）	130
馒头、烙饼、面包、生面条	35	苏打饼干	25
土豆、山药、红薯、藕、芋头、南瓜生重	75	鲜玉米（带棒）	200

出现饥饿感过强（血糖低或控制较好）、体力劳动增加、体重正常或消瘦者体重降低等情况，可以加 1 ~ 2 份主食。餐后血糖过高、体重正常者体重增加、肥胖者减肥效果不明显等情况下，可以减 1 ~ 2 份主食。

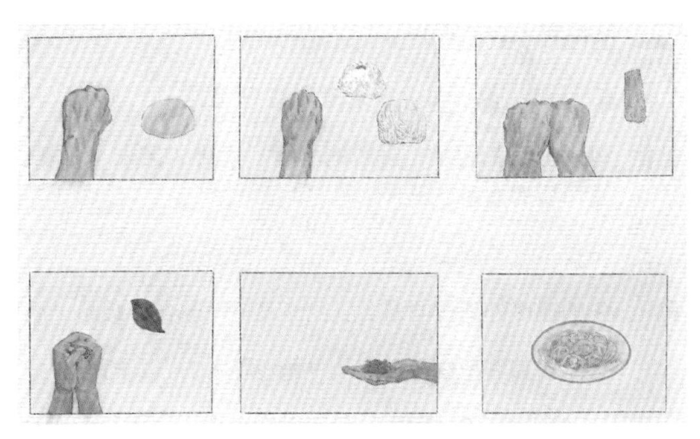

图 5-1　主食量如何确定

二、主食的种类

不同种类的主食对于血糖的影响差别很大，我们用 GI 值来表示食物对于血糖的影响，食物的 GI 值越低，对血糖的影响越小，糖尿病患者应该优先选择 GI 值相对较低的主食。比如：杂豆类、薯类、豆面、玉米面等全谷物。

GI 值低的主食和 GI 值高的主食搭配吃，可以使总的餐后血糖相对降低。并不是说糖尿病患者不能吃精米精面，而是要注意相对增加全谷物所占主食的份额。比如，在制作常见主食的时候，可以加一些 GI 值相对低的豆类、薯类等，如豆面馒头、红豆饭等。

每个人对于不同种食物的餐后血糖反应也不同，有些人可能吃米饭餐后血糖高、有些人可能吃面粉类食物餐后血糖高。所以，在糖尿病的初期，应该经常测一下餐后血糖，从而更好地选择自己适宜的主食。

还有一点需要注意的是，即使是 GI 值低的食物，也要注意食用量！黑麦面包的 GI 值低于白面包，但是吃 3 片黑麦面包对血糖的影响是远高于吃 1 片白面包的！所以，我们要在确定食物份数的前提下，尽量选择 GI 值低的主食（表 5–3）。

表 5-3　常见主食的 GI 值

低 GI 值的主食	极少加工的粗粮：整粒的小麦、大麦、黑米、荞麦、强化蛋白质的面条、玉米糁等
	干豆类及其制品：绿豆、红豆、蚕豆、豌豆
	生的或冷处理过的薯类制品：马铃薯粉条、藕粉、魔芋粉
	全麦或高纤型饼干、面包（含量在 50% 以上）
	包子、饺子等食材丰富的混合膳食

续表

中GI值的主食	粗麦粉、全麦粉、甜玉米、二面窝头（玉米面+面粉）、燕麦、小米粥、全麦面包、燕麦饼干
	马铃薯、山药、红薯
	蔬菜少的混合膳食：米饭+蒜苗炒肉、汉堡包等
高GI值的主食	富强粉馒头、烙饼、油条、馒头、米饭
	土豆泥、煮白薯、南瓜
	面包、饼干、苏打饼干、华夫饼、蜂蜜等

很多糖尿病患者反映，不敢喝杂粮粥，因为粥类对自己的血糖影响很大。大家在煮粥时，不妨试试这个方法：急火煮，少加水。谷类食物的加工时间越长，越精细，温度越高，水分越多，GI值越高，对餐后血糖的影响也就越大。除此之外，也应该避免油炸、煎、炒的烹饪方式，采用蒸、煮、烤的方法。

食物的温度和进餐顺序也会影响餐后血糖。食物的温度越低，对血糖影响越小。对糖尿病患者来说不能吃过烫的粥、面条等；吃饭时应该先吃蔬菜，再吃肉类，主食放在最后吃。

对于不经常食用奶制品的糖尿病患者，在和面时加入牛奶或者奶粉，可以通过增加蛋白质含量的方式，降低主食的GI值。还能够提升主食的风味，让食物变得更好吃。在购买面粉时，除了全麦面粉，也可以选择强化蛋白质的面粉。

总结一下，糖尿病患者应该如何选择主食呢？

第一步：确定吃多少！（吃多少份）

第二步：推荐吃温凉的、大块的、干的（生重相同）、食材丰富的食物；避免吃烫的、细粉泥状的、黏的、食材单一的食物。

第三步：先吃菜和肉，后吃主食，细嚼慢咽，让食材充分混合。

第四步：经常测餐后血糖，选出最合适的平稳血糖的食物。

糖尿病患者们的蔬菜"金字塔"

蔬菜是日常膳食中重要的组成部分，对于糖尿病患者控制血糖也是大有益处。"多吃蔬菜"既可以降低糖化血红蛋白的水平；富含蔬菜的均衡膳食，还可降低餐后血糖的反应；蔬菜中的抗氧化物质，还能够降低高血糖反应对身体组织的损害。

那么糖尿病患者如何吃蔬菜，才能把蔬菜对身体的好处发挥到最大限度呢？哪些蔬菜又是糖尿病患者应该注意的呢？我们可以参考糖尿病蔬菜金字塔（图 5–2）。

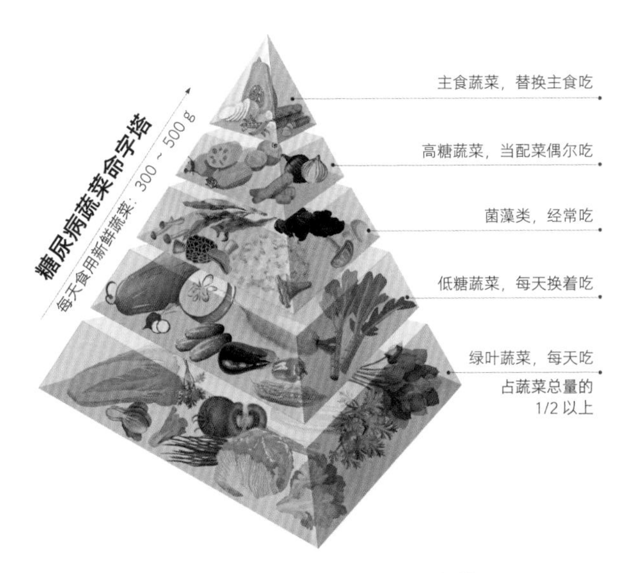

图 5-2　糖尿病患者的蔬菜金字塔

第一层，也就是最下面的为绿叶蔬菜，每天都要吃，并且占每日蔬菜总量的 1/2 以上，如芹菜、油菜、韭菜、小白菜、菠菜、西兰花等；值得注意的是，西红柿也属于这一层，西红柿属于深色蔬菜，并且含糖量低，糖尿病患者可作为两餐间的加餐哦！

第二层，为一般低糖蔬菜，包括白菜、茄子、黄瓜、白萝卜、豆角、苦瓜等。含糖量低，营养价值并不突出，但是风味独特，大家可以根据自己的喜好随意挑选。

第三层，为菌藻类。菌菇类蔬菜与普通蔬菜相比有一定的特殊之处，比如，它的膳食纤维含量高，富含活性多糖，具有降血脂、增强免疫力等作用；海带和紫菜富含碘等多种矿物质。这类蔬菜糖尿病患者可以经常吃！

第四层，为高糖蔬菜。代表蔬菜有藕、荸荠、洋葱、豌豆、蚕豆、百合等属于碳水化合物含量较高的蔬菜，这类蔬菜可以作为配菜，不宜多食。如果食用过多，应该注意减少主食的量。

第五层，为主食蔬菜。常见的蔬菜有土豆、山药、芋头、南瓜等。这类蔬菜如果作为菜肴，那绝对是糖尿病患者的禁区。但如果作为主食的一部分，那就相当推荐了！它们不仅可以减少主食对血糖的影响，而且饱腹感强，色味俱佳。

蔬菜怎么吃最健康？

我们建议每日蔬菜摄入量 300 ~ 500 g，深色蔬菜占 1/2。最推荐糖尿病患者多吃绿叶蔬菜，绿叶蔬菜最好的制作方法就是清炒、凉拌或者用开水焯一下，同时注意少油、少盐，有助于预防心脑血管并发症。

可以用醋调味，因为醋不仅可以提升味道，减少食盐用量；还可以提升酸度，降低整餐膳食对餐后血糖的影响。喜欢加糖的患者，不妨用木糖醇和甜菊糖等甜味剂来替代蔗糖。

大家不要因为糖尿病而太过烦恼，觉得这也不能吃，那也不能吃，生活变得索然无味。糖尿病的发生就相当于给您的生活敲了个警钟！人人都需要好的生活方式才能够健康长寿。

糖尿病患者们可以无节制吃肉吗？

动物性食物含有丰富的蛋白质和脂肪，糖的含量几乎为零。那么糖友就可以肆无忌惮地吃肉了吗？不好意思，您想多了！

不仅不能“大口吃肉”，而且吃起肉来还是有要求的！为什么不能多吃肉？吃肉应该注意些什么？

一、糖尿病患者吃肉的三大好处

1. 稳定餐后血糖

肉类中的蛋白质可以降低整餐的餐后血糖反应。

2. 预防维生素 B_{12} 的缺乏

服用二甲双胍类药物的糖尿病患者容易出现维生素 B_{12} 的缺乏，而维生素 B_{12} 的主要来源是动物性食物。所以，适当吃肉可以预防维生素 B_{12} 缺乏症。

3. 提升饱腹感

糖尿病患者往往需要控制主食的摄入，每顿饭总会觉得吃不饱。肉类中的蛋白质和脂肪可以提升饱腹感。

二、为什么不能多吃肉？

糖尿病相当于体内的糖代谢紊乱了，而人体内各种物质的代谢是密不可分的。糖代谢紊乱，脂代谢也会受到影响。所以，许多糖尿病患者都不是单纯的糖尿病，也会存在高血压、高血脂等健康问题。

糖尿病最可怕的不是血糖高，而是一系列的并发症，比如：

心脑血管并发症。对于单纯2型糖尿病患者来说，防治各种并发症也是治疗的关键。这就需要我们“管住嘴”，只有营养均衡，膳食合理，才能最大限度地减少糖尿病对我们的威胁。

三、吃什么肉好？

推荐糖友吃以下几种肉类（图5–3）。

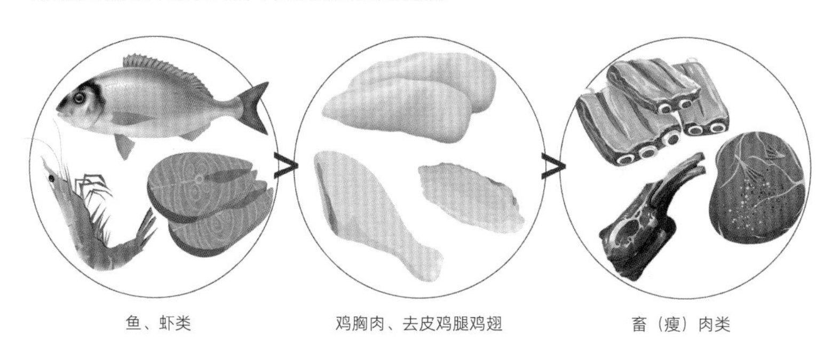

图5-3 推荐给糖尿病患者们的优质肉类

1.鱼肉（推荐指数：★★★★）

鱼肉的脂肪含量低，而且海水鱼（小黄花鱼、带鱼）中还含有较多的n–3系列多不饱和脂肪酸（EPA、DHA），有助于降低冠心病、脑卒中等心脑血管疾病的发生风险。

2.禽肉（推荐指数：★★★）

我们日常吃的禽肉多为鸡肉，脂肪含量相对较低（脂肪一般多存在于鸡皮和皮下），脂肪酸的种类优于畜肉脂肪，只要不过量食用不会增加心血管疾病和某些肿瘤的发病风险。

3. 瘦肉（推荐指数：★★）

瘦肉（畜肉）的脂肪含量很低，优质蛋白质和“利于人体吸收的铁”含量丰富。虽然瘦肉（畜肉）并不是我们推荐糖尿病患者的首选肉类，但是经常吃一些瘦肉有助于预防中老年贫血。

四、吃什么肉不好？

1. 肥肉（畜肉）

尤其是肥瘦肉和肥肉中含有较多的饱和脂肪酸和胆固醇，会增加心脑血管疾病的发生风险，而且不利于糖尿病患者控制体重。

2. 烟熏、烘烤、腌制等加工肉类制品

这类食物常伴有高盐，以及加工过程中引入的各种致癌物。糖尿病是高血压的高危因素，所以要严格限制盐的摄入量；加工食品中的亚硝酸盐，在体内会转化成亚硝胺，加重胰岛细胞的损伤。这些食物健康人都不建议吃，糖尿病患者更应该严格要求自己了。

3. 动物内脏

糖尿病患者容易缺乏 B 族维生素、维生素 C、维生素 D，以及铬、锌、硒、镁、铁、锰等多种微量营养素，而内脏富含上述营养素。不同内脏的营养素成分也存在较大的差异，比如：肝脏、肾脏含有较高的胆固醇，但同时富含脂溶性维生素和矿物质；毛肚脂肪含量并不高，而且富含优质蛋白质，是很好的减肥食物。喜欢吃动物内脏类食物糖友们，可以 1 个月吃 1 ～ 2 次，每次不多吃，并注意少油、少盐，而且不能天天吃。很多食物之所以不健康，是因为其不健康的加工方式，而非食物本身。

五、如何确定优质肉类量？

每周吃鱼280 ~ 525 g，畜禽肉280 ~ 525 g，蛋类280 ~ 350 g（每天不超过 1 个，每天超过 1 个会增加糖尿病患者患心脑血管疾病的风险）（图 5-4）。

平均每天吃 120 ~ 200 g。

120 g 范例：早：鸡蛋 60 g；午餐：炒三丁（鸡胸肉 20 g）；晚餐：番茄烩龙利鱼（龙利鱼 40 g）。

200 g 范例：早：鸡蛋 60 g；午餐：酱牛肉（牛腱子 30 g），鲫鱼豆腐汤（鲫鱼 50 g）；晚餐：卤鸡腿（鸡腿 60 g）。

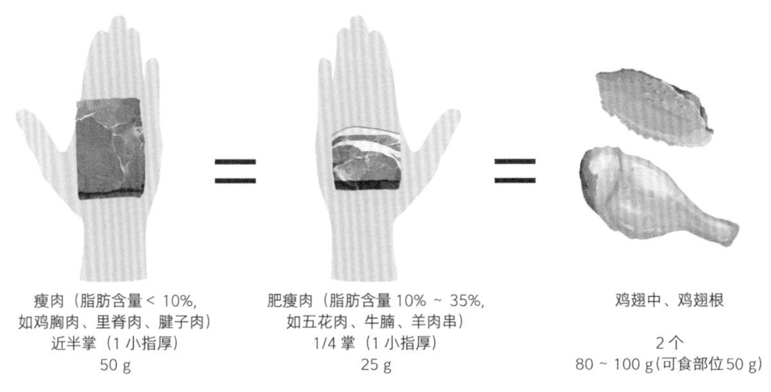

图 5-4 优质肉类量确定方法

六、肉类应该怎么吃？

多采用蒸、炖、煮等方式，少油少盐烹饪；避免油炸、煎、烤、熏等方式，这样不仅营养素损失严重，还会引入过多的油和一些致癌物质。

糖尿病患者们如何享用甜美的水果？

水果能不能吃？哪种水果可以吃，吃多少？这些是经常摆在众多糖尿病患者们面前的问题。在此，为糖尿病患者们普及一下相关的知识。

越来越多的相关研究显示，糖尿病患者应通过食用 200 ~ 250 克 / 天的新鲜水果补充各种矿物质与维生素，以确保机体的各项机能正常运转，且有利于减轻与消除体内的炎性环境，对各种并发症的防治起着无法替代的作用。然而绝大多数水果含糖，因此，必须将血糖控制在相对平稳的水平后，才能吃水果。而血糖控制相对平稳的指标：①糖化血红蛋白小于 7.0%；②空腹血糖在 7.0 mmol/L 以下；③餐后 2 小时血糖在 10.0 mmol/L 以下。

那么，糖尿病患者们怎样选择水果的种类、并且吃多少合适呢？我们就要看每种水果的血糖指数（GI）！每种水果都有自身的 GI 值，它表示这种水果升高血糖效应与葡萄糖升高血糖效应之比，该数值越高，说明该种水果导致的血糖上升的能力就越强。一般 GI 大于 75 为高升糖水果，75 ~ 55 提示中升糖水果，小于 55 则为低升糖水果。

高 GI 值水果：大枣。

中 GI 值水果：猕猴桃、葡萄、龙眼、香蕉、香瓜、芒果、杏、哈密瓜、西瓜、菠萝。

低 GI 值水果：李子、樱桃、木瓜、柚子、牛油果、火龙果、草莓、仙桃、柳橙、石榴、蓝莓、苹果、杨桃、百香果、柠檬、梨、橘子。

糖尿病患者们根据各自的喜好，应尽量挑选低 GI 值的水果，当然，如实在喜欢吃的话，也可以挑选 GI 值高一些的水果，但一定要控制量。比如：选择 GI 值低的水果推荐量约 200 克，选择中 GI 值的水果推荐量约 100 克，选择 GI 值高的水果推荐量则约 25 克。

以下重点推荐几种常见的适宜糖尿病患者们食用的水果。

1. 百香果：富含果胶，其为一种可溶性的膳食纤维，具有较强的饱腹感，糖尿病患者在饭前食用适量百香果助于减少饭量并控制餐后血糖。

2. 草莓：含糖量低，在胃肠道释放糖的速度亦很慢，基本不会使血糖升高，是比较适合糖尿病患者食用的一种水果。

3. 苹果：多酚类物质成分丰富，可以产生抗氧化作用从而阻止并减缓动脉粥样硬化的发生，其含有的大量膳食纤维亦可促进胃肠蠕动并防治便秘。

4. 橘子：富含维生素 C，抗氧化作用较强，尤其是对于处在糖尿病前期的患者来说，有产生延缓、阻止胰岛细胞受损及修复的作用；丰富的膳食纤维亦有助于改善胃肠道菌群环境，以及控制血脂、血糖。

5. 火龙果：多数人把火龙果误认为含淀粉较多的水果，而事实是其为含膳食纤维较多的水果之一，其不仅转化为血糖的量较小，还可阻止胃肠道吸收葡萄糖，有益于减小血糖波动。

6. 柚子：有研究报道，柚子中有一些成分有助于减轻、消除胰岛素抵抗，可以对血糖的控制起到积极的促进作用，尤其适合于肥胖及体重超重的人食用。

食用水果有以下注意事项。

1. 食用水果期间，必须监测血糖。即在食用水果30 ~ 60分钟后，测量血糖。

2. 食用水果的时间要与服用降糖药或注射胰岛素的时间分开。

3. 进食水果后可自行适当增加每日运动量，如增加散步半小时等。

4. 在餐前或餐后吃水果均容易使血糖升高，建议在两餐之间食用水果，或者在饥饿及体力活动之后，将水果作为营养和能量的补充。一般吃水果时间推荐为上午 10 点、下午 3 点左右。这样吃水果既可避免餐后血糖升得过快、过高，还可避免发生低血糖。

5. 一旦血糖控制不佳，那么就不建议吃水果了，这时可用西红柿、黄瓜等来替代水果。它们含糖量低，既可以当水果，也可以作为蔬菜。

酒精——控糖路上的伪帮手

许多糖尿病患者在生活中发现，饮酒后血糖会降低，甚至比吃口服药、打胰岛素效果都好，既可以调节血糖，又能满足自己的饮食习惯，这岂不是一举两得！但事实真的是这样吗？为什么你的血糖不高，医生还是建议戒酒或是尽量少饮酒呢？

事实上，饮酒已经是我国的一种生活习惯和社会风貌，并且成为一种全球的公共卫生问题。糖尿病病史、短暂性脑缺血（TIA）发作史、房颤史等都是长期大量饮酒作为其独立危险因素导致的。长期饮酒，特别是过量饮酒与糖尿病并发症（如代谢紊乱和眼损伤）的较高风险相关，还会导致血液中有害酸的积累和发生低血糖的风险。酒精含有丰富的卡路里，容易影响体内血糖，损害胰腺功能，降低肝细胞代谢。饮酒者的胰岛 β 细胞功能减退，糖尿病患者即使在没有应用胰岛素或其他降糖药物的情况下，酒精也能增加其发生低血糖的风险。酒精不仅伤肝，导致酒精性肝损害，甚至出现酒精中毒的现象；同时肝脏释放葡萄糖以帮助身体维持健康的血糖水平。肝脏还必须分解酒精，导致喝酒时肝脏释放葡萄糖效果差。肝脏分解酒精需要 1 ~ 1.5 小时。在人体成功代谢酒精之前，低血糖风险一直存在。特别是“酒桌文化”，还没进食就饮用大量酒精，长时间饮酒后未进食，更加增加了低血糖的风险，甚至还会对血管有慢性损害，导致动脉粥样硬化、心血管疾病、高血压、高血脂的发生风险增加。

那么是不是糖尿病患者从此以后就再也不能饮酒了呢？糖尿

病患者可选择度数较低且营养丰富的干红、葡糖酒类。女性每天饮酒的酒精含量不超过 15 g，男性不超过 25 g，每周不超过 2 次（15 g 酒精相当于啤酒 350 mL、葡萄酒 150 mL、低度白酒 50 mL）（图 5–5）。糖尿病患者应避免空腹饮酒，应先进食些富含碳水的食物，饮酒后一定要监测血糖，注意低血糖的发生。切勿酒后驾车，酒精对知觉、反应和协调的影响很大，且饮酒后容易发生低血糖。糖尿病患者们饮酒一定要适量，避免酒精对我们身体造成不可逆的损伤。

限制饮酒
啤酒 350 mL
葡萄酒 150 mL
低度白酒 50 mL
①饮酒会让血糖难以控制，最好不饮酒 ②如果饮酒，日不超 1 ~ 2 份标准量，糖友饮酒需尊医嘱 ③饮酒后应扣除相应能量的主食（一份酒 =20 克主食） ④不要空腹饮酒

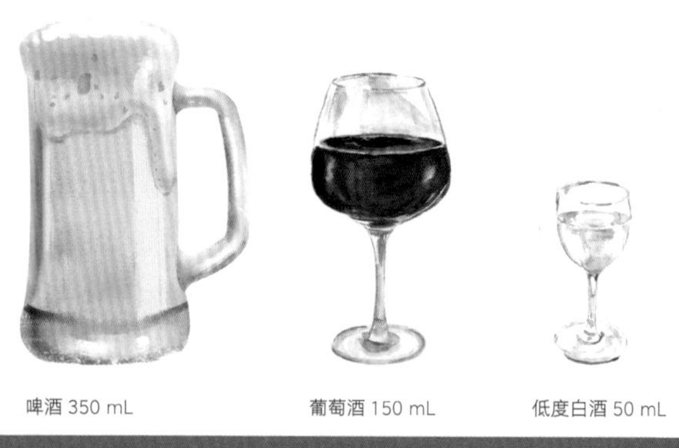

图 5-5 糖尿病患者们的饮酒禁忌

“盐”多必失，真是这样吗？

我们先来看看在临床中碰到的病例。

一位57岁男性，退休领导干部，长期低盐饮食，因7年前无明显诱因出现“憋气”，外院考虑“冠心病”，患者自觉饮水可稀释血液、缓解血液黏稠，此后每1 ~ 2小时饮水一次，每天饮水量可达5000 mL以上。2020年6月，患者因再次突发“憋气”就诊于外院，当时怀疑是“急性心肌梗死、肺栓塞”，予以急诊完善心电图、肺部CT、心脏超声等检查，未见异常，结果血生化提示血钠120.5 mmol/L，给予补充电解质治疗后复查血钠134.2 mmol/L，患者症状缓解后离院回家。回家后患者仍旧频繁大量饮水，仅适当补充淡盐水，于2021年3月23日停止饮用淡盐水，5天后出现双手无力感，伴进行性加重，并迅速出现排尿困难、言语不能、烦躁，就诊于我院急诊时化验血钠113.6 mmol/L，立即予以补充电解质治疗，收入我科后完善相关化验检查，最终明确诊断“低钠血症：原发性烦渴症”。

现如今，我们经常会听到老人说“少放盐，吃清淡点”，甚至有人吃饭不加盐，你自己在潜意识里也可能会觉得盐吃多了不大好。殊不知，日常生活中，很多人的盐摄入量根本就不够。当盐被无限诟病的时候，你很难在大范围的信息流中看到它的真实容颜。实际上，盐非常非常重要，过于严格的限盐会导致低钠血症。

低钠血症是指血清钠离子浓度低于135 mmol/L，伴或不伴有细胞外液容量改变的临床症状。根据血钠浓度分类：轻度低钠血症的血钠为 130 ~ 135 mmol/L；中度低钠血症的血钠为 125 ~ 129 mmol/L；重度低钠血症的血钠< 125 mmol/L。如果患者机体血钠浓度在 125 mmol/L 以下，会出现呕吐、恶心、头痛、定向力障碍、疲劳、淡漠、嗅觉异常等症状；如果患者的血钠浓度在 115 mmol/L 以下，会出现呼吸麻痹、昏迷、癫痫发作、共济失调、意识障碍等症状，病情较重的患者甚至会死亡。

现在很多食品营养成分表中仅标出钠的含量，那么究竟盐和钠之间应该如何转换呢？请记住这个简单公式：1 克钠 =2.54 克盐。根据《中国居民膳食营养素参考摄入量（2013）》建议，成年人每天摄入 3 ~ 5 克盐，也就是 2000 mg 钠（图 5–6）。

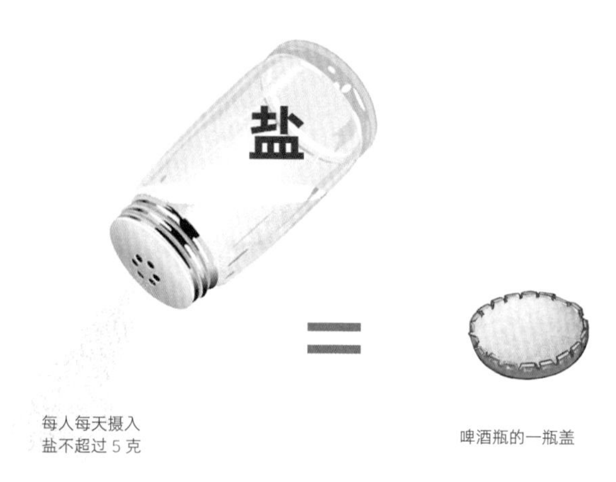

图 5-6　盐每日摄入量

控制盐摄入并不等于一味减盐、盲目减盐，也不是说吃盐越少越健康，任何营养素都有一个适量的摄入范围。而盐是保证生命活动的必要营养素。因此，我们对盐（或者说钠）可能过度妖魔化了，想当然认为盐少就是健康，甚至到谈“盐”色变的地步。这种矫枉过正的态度大可不必，对严重高血压患者和钠敏感的高血压患者而言，适度控盐确实必要，而对正常人而言，保持盐的正常摄入即可，适当超出推荐值也不必过于担心，毕竟机体具有自我调节功能，摄入的盐基本都可通过尿液排出。相反，低盐饮食则存在发生低血钠风险，而钠离子本身的无可替代性又会造成相关代谢障碍的发生，进一步损害人体健康，最终得不偿失。

合理饮食，合理摄盐，为健康保驾护航。

端午节带你“粽”横四海——糖尿病患者如何吃粽子？

农历五月初五是中国民间的传统节日——端午节，它是中华民族古老的传统节日之一。端午节吃粽子，这是中国人民的传统习俗。然而佳节到来，面对各式各样美味的粽子，糖尿病患者就开始纠结：我能吃吗？怎样吃才能不影响血糖？

粽子一般分为甜粽子（水果粽、豆沙粽、枣子粽、八宝粽、白粽等）和咸粽子（肉粽）等。粽子的主要原料是糯米，血糖指数比大米饭还高，如果再加上蜜枣、枣泥等馅儿，血糖升高更快。

所以包粽子的时候，最好选用“三少一多”的素材（少油、少糖、少盐、多纤维），增加粽子的纤维素含量，或者在包粽子时混合一些普通的大米以减少糖分，另外在包粽子的时候用植物油代替猪油，降低粽子的热量。

糖尿病患者在吃粽子的时候也有一些小技巧。

1. 吃粽子的时候喝一些茶水，茶叶有除烦解腻的功效，并且可以帮助吞咽、消化。

2. 有节制地食用，一天最好不要超过 2 个，并且每次只吃一点点，做到解馋就好。

3. 吃粽子的同时多搭配一些青菜，最好是再来一碗清汤，如冬瓜汤、丝瓜汤等，都是很好的解腻汤。

4. 吃了粽子多走动，散步不仅能改善血糖，还能消食，一举两得。

5. 粽子易引起消化不良，有胃肠疾病者就别吃了。

6. 吃前最好测个血糖，以便能够吃个舒畅。

吃粽子要吃健康，所以糖尿病患者最好还是自己动手包粽子。

中秋节糖尿病患者不必与月饼“绝缘”

种类繁多、口味甜软的月饼作为中秋节的传统美食，几乎是每家每户必备的食物。然而，很多糖尿病患者担心月饼中含有过多的饱和脂肪和糖分会影响自己的血糖水平所以不敢吃，但不吃又觉得少了过节的气氛和乐趣。因此，相对于吃不吃月饼的问题，怎么吃得健康才是糖友最应该关注的方面。

月饼的种类有很多，比较常见的有广式月饼、台式月饼和京式月饼等，月饼的馅料大多是莲子、冬瓜、杂豆等健康食物，但由于制作馅料时加入了大量的糖和油脂，不仅增加了能量，还不利于糖尿病患者血糖的控制；而且由于月饼中的糖大多是白砂糖，会导致血糖快速上升，对餐后血糖影响也较大。所以，在品尝月饼的时候不妨使用以下几种方法。

月饼不宜与粥同食。月饼与粥都是能迅速升高血糖的食品，不仅对糖尿病患者不适，对人的大脑细胞也不利，还会影响脂肪代谢。

吃月饼宜早不宜晚。最好是在早上或中午吃，早上吃可以补充上午所需的能量，也不易发胖，晚上应少吃或不吃，特别是患有心血管疾病的老人，更应注意食用时间。

月饼宜鲜不宜陈。月饼中含有脂肪较多，一次不宜购买太多，吃剩的月饼应妥善保存，放置在室内阴凉干燥处。

除此之外，在品尝月饼时可搭配清淡的花茶、绿茶、乌龙茶，最好喝点酸性饮品比如酸梅汤，助消化、去油腻。

健康吃月饼，过团圆中秋节。

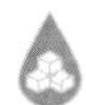 节假日一日三餐怎么安排？

节假日人们不免走亲访友，亲朋好友中如有糖尿病患者，那么在准备美味佳肴的时候，要充分考虑糖尿病患者们的需求。如何在吃饱、吃好的同时合理控制血糖，请听我们分解。

1. 计算自己的标准体重。如何判断体重是否适宜呢？下面这个公式可以帮您判断。

标准体重（kg）= 身高（cm）–105。

消瘦：＜标准体重的 20%；肥胖：＞标准体重的 20%；理想体重：标准体重 ±10%。

2. 根据表 5–4，计算每天需要的能量（理想体重 × 能量级别）。

表 5-4　成人糖尿病患者每日热能供给表

成人糖尿病患者每日热能供给〔kcal/（kg · d）〕				
体型	劳动强度			
	卧床	轻体力	中体力	重体力
肥胖 / 超重	15	20 ~ 25	30	35
正常	15 ~ 20	25 ~ 30	35	40
消瘦	20 ~ 25	35	40	45 ~ 50

3. 根据自身活动量选择适合自己的能量级别，劳动强度不同，所选择的能量级别也不同。特别需要注意的是，体力活动每增加一级，能量增加 5 kcal/kg。肥胖者减 5 kcal/kg，消瘦者增加 5 kcal/kg。

为了让您更好地理解如何计算，我们以56岁男性糖尿病患者老王为例。老王是一名会计，身高170 cm，体重68 kg。下面就来计算一下老王每天所需的总能量。

老王标准体重：170（cm）-105=65（kg）。

老王体型正常，属于轻体力活动，根据表格，选择每公斤30 kcal的能量级别，故每天所需总能量为30×65（kg）=2000 kcal，以下为按照每日摄入2000 kcal能量计算出的食谱（图5-7，表5-5 ~ 表5-8）。

表5-5　第一天食谱

早餐	8：00	主食：100 g米饭（选择50%小米，50%红豆、荞麦、百合）或100 g面食 鸡蛋1个 牛奶 / 酸奶250 ~ 300mL（建议无糖、低脂或脱脂） 蔬菜100g（以根茎叶、瓜类为主，素炒、白灼、水煮等方式）
午餐	12：00	主食：100 g(选择60%米，40%豌豆、绿豆、玉米) 肉末豌豆（牛肉末30 g，豌豆80 g，油少许） 清炒黄瓜（黄瓜150 g，油少许） 凉拌海带（海带80 g，油少许）
晚餐	17：00	主食：75 g（选择60%小米，40%豌豆、绿豆、玉米）清蒸鱼（鱼肉150 g，油少许） 清炒西葫芦（西葫芦100 g，油少许） 清炒金针菇（金针菇100 g，油少许）
两餐之间	加200 g水果，选择低GI和低GL的水果，如西瓜、草莓、苹果、樱桃、柚子、橘子、桃子、李子等。若换新水果，建议在吃之前之后监测血糖，若吃后血糖＜8 mmol/L，则表示该水果适合您	

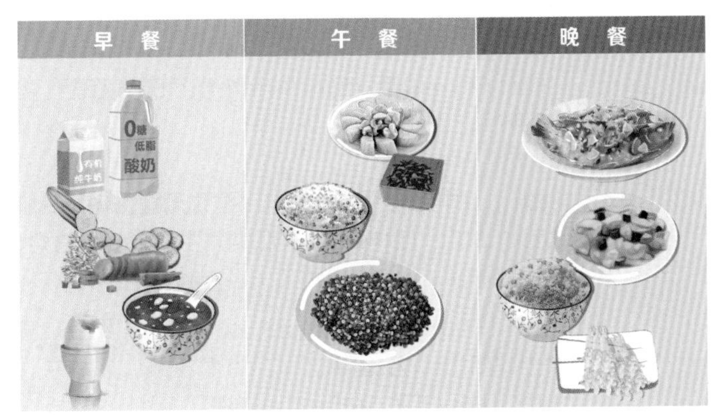

图 5-7 第一天食谱（参考）

表 5-6 第二天食谱

早餐	8：00	主食：75 g 米饭（选择 50% 小米，50% 红豆、荞麦、百合）或 75 g 面食 鸡蛋 1 个 牛奶 / 酸奶 250 ~ 300 mL（建议无糖、低脂或脱脂） 蔬菜 100 g（以根茎叶、瓜类为主，素炒、白灼、水煮等方式）
午餐	12：00	主食：100 g（选择 60% 米，40% 豌豆、绿豆、玉米） 水煮虾（虾肉 50 g，油少许） 清炒丝瓜（丝瓜 100 g，油少许） 蒜末木耳菜（木耳菜 100 g，蒜少许，油少许） 凉拌海带（海带 80 g，油少许）
晚餐	17：00	主食：75 g（选择 60% 小米，40% 豌豆、绿豆、玉米） 肉末茄子（瘦猪肉 75 g，茄子 100 g，油少许） 凉拌韭菜（韭菜 100 g，油少许） 清炒口蘑（口蘑 100 g，油少许）
两餐之间		加 200 g 水果，选择低 GI 和低 GL 的水果，如西瓜、草莓、苹果、樱桃、柚子、橘子、桃子、李子等。若换新水果，建议在吃之前之后监测血糖，若吃后血糖＜ 8 mmol/L，则表示该水果适合您

表 5-7 第三天食谱

早餐	8：00	主食：75 g 米饭（选择 50% 小米，50% 红豆、荞麦、百合）或 75 g 面食 鸡蛋 1 个 牛奶 / 酸奶 250 ~ 300 mL（建议无糖、低脂或脱脂） 蔬菜 100 g（以根茎叶、瓜类为主，素炒、白灼、水煮等方式）
午餐	12：00	主食：100 g(选择 60% 米，40% 豌豆、绿豆、玉米) 肉末鸡蛋羹（瘦猪肉 30 g，鸡蛋 60 g，油少许） 凉拌莴笋（莴笋 100 g，油少许） 清炒豆芽（豆芽 100 g，油少许）
晚餐	17：00	主食：75 g(选择 60% 小米，40% 豌豆、绿豆、玉米) 清蒸鱼（鱼肉 75 g，油少许） 清炒香菇（香菇 100 g，油少许） 黄瓜鸡蛋汤（黄瓜 100 g，鸡蛋 50 g，油少许）
两餐之间	加 200 g 水果，选择低 GI 和低 GL 的水果，如西瓜、草莓、苹果、樱桃、柚子、橘子、桃子、李子等。若换新水果，建议在吃之前之后监测血糖，若吃后血糖＜8 mmol/L，则表示该水果适合您	

表 5-8 第四天食谱

早餐	8：00	主食：100 g 米饭（选择 50% 小米，50% 红豆、荞麦、百合）或 100 g 面食 鸡蛋 1 个 牛奶 / 酸奶 250 ~ 300 mL（建议无糖、低脂或脱脂） 蔬菜 100 g（以根茎叶、瓜类为主，素炒、白灼、水煮等方式）
午餐	12：00	主食：100 g(选择 60% 米，40% 豌豆、绿豆、玉米) 西红柿鸡蛋汤（西红柿 100 g，鸡蛋 100 g，油少许） 炝炒豆苗（豆苗 100 g，油少许） 白灼油菜（油菜 100 g，油少许）

续表

晚餐	17：00	主食：60 g（选择 60% 小米，40% 豌豆、绿豆、玉米） 香菇炒肉（瘦猪肉 75 g，香菇 80 g，油少许） 凉拌茄子（茄子 80 g，蒜蓉少许，油少许） 酸辣土豆丝（土豆丝 150 g，油少许）
两餐之间	加 200 g 水果，选择低 GI 和低 GL 的水果，如西瓜、草莓、苹果、樱桃、柚子、橘子、桃子、李子等。若换新水果，建议在吃之前之后监测血糖，若吃后血糖＜ 8 mmol/L，则表示该水果适合您	

每逢传统佳节到来之际，饮食控制是个巨大挑战，控制好饮食总量、选择适合食物、注意进餐方式，可以帮助更好地控制血糖。希望糖尿病患者们科学饮食，适当运动，合理控制血糖。

糖尿病肾病患者的饮食

糖尿病肾病（DKD）是糖尿病严重并发症之一，严重者可能需要肾脏替代治疗。患者需要高度重视自我管理，饮食控制是糖尿病肾病患者居家管理中非常重要的一个环节，是“最容易实现”也是“最不容易实现”的一个方面，需要高度注意！

首先，每日摄入的总热量应使患者维持或接近理想体重，肥胖者可适当减少热量，消瘦者可适当增加热量。其次，对于非透析 DKD 患者，蛋白质摄入大约应为 0.8 g/（kg · d）。患者应避免高蛋白饮食，控制蛋白质每日摄入量不超过总热量的 15%。透析患者常伴有蛋白能量消耗增加，适当增加蛋白质摄入有利于保存肌肉容量及功能。由于蛋白质的摄入减少，摄入的蛋白质应以生物学效价高的优质蛋白质为主，可从家禽、鱼等动物蛋白中获得。同时控制钾、钠摄入，高盐摄入可升高血压及尿蛋白，增加终末期肾脏病（ESRD）、心脑血管疾病及全因死亡的风险，推荐 DKD 患者盐摄入量少于 6 g/d，但不应低于 3 g/d。对于合并高钾血症的患者，还需要限制钾盐摄入。饮食中钠、钾的摄入需个体化，根据患者的合并症情况、使用药物、血压及血生化检查进行调整。另外还要注意其他饮食细节。

一、限制摄入高嘌呤的食物

各种肉汤、猪头肉、沙丁鱼及动物内脏等都含有大量的嘌呤，应该严格控制摄入量。瘦肉也含有嘌呤，可先将肉煮一下，弃汤食用。

二、DKD 患者的饮食注意

DKD 患者有饥饿感时，可食用低热量、高容积、含糖量少、含碳水化合物的蔬菜，如黄瓜、番茄、大白菜、油菜、圆白菜、冬瓜、南瓜、菜花、豆芽、莴笋等。

三、出现水肿和高血压时，应限制食盐量

糖尿病肾病患者如果没有尿少、水肿的情况是不需要控制水的摄入量的，水肿的患者主要根据尿量及水肿的程度来掌握水的摄入量，一般而言，若水肿明显时，除进食外，水的摄入量限制在 500 ~ 800 g/d 较为适宜。合并尿路感染患者应多饮水。

四、限制摄入对肾脏有刺激作用的食物

如芥末、辣椒等。糖尿病肾病患者血尿酸高时，尤其应注意不能食用鱼、虾、蟹、蚌等海鲜产品。

对糖尿病肾病患者来讲，在配合医生治疗肾病的过程中，应该加强肾病的护理工作，养成良好的生活、饮食习惯。

控制体重不用愁，科学膳食来帮忙

现在越来越多的人加入到减重的队伍中来，各种膳食方案的减重效果在网络上也被传得天花乱坠，实际上却全是绣花枕头，要么没有效果，要么容易反弹，稍有不慎甚至还会损害自己的身体健康。接下来我们来谈谈科学合理的膳食模式，让大家健康瘦下来。

目前常见的膳食模式包括限制能量平衡膳食（CRD）、极低能量膳食、低能量膳食、地中海饮食、终止高血压膳食（DASH）、高蛋白膳食（HPD）、轻断食膳食等。下面我们重点聊一聊在《中国超重/肥胖医学营养治疗专家共识》中推荐的3种膳食模式。

一、限制能量平衡膳食模式

该膳食模式的基本原则为低能量、低脂肪、优质蛋白质和复杂碳水化合物，同时保证新鲜蔬菜和水果在膳食中的比重。推荐蛋白质、碳水化合物和脂肪提供的能量分别占总能量的15% ~ 25%、20% ~ 30%、55%左右。目前主要的三类为：①在目标摄入量基础上按一定比例递减（减少30% ~ 50%）；②在目标摄入量基础上每日减少500 kcal左右；③每日供能1000 ~ 1500 kcal。

近年研究认为，采用营养代餐方式能兼顾体重减轻和营养均衡，可作为限制能量平衡膳食的一餐，是补充营养素和减少能量摄入的一种方式。限制能量平衡膳食可有效减重，降低体脂，改善代谢，易长期坚持达到减肥目标，适用于所有年龄段及不同程度的超重及肥胖人群。

二、高蛋白膳食模式

为了摄取足够量的蛋白质，维持机体的正氮平衡，减少人体肌肉等瘦组织中的蛋白质被消耗。高蛋白膳食，以肉类和蛋类等高蛋白食物为主或添加蛋白粉，每日蛋白质摄入量超过每日总能量的 20%（或 1.5 g/（kg · d）），但一般不超过每日总能量的 30%（或 2.0 g/（kg · d））。这种膳食模式可有效管理超重和肥胖人群的体重和身体成分，以及降低心血管疾病风险，但使用时间不宜超过半年，且不适合孕妇、儿童、青少年和老年人，以及合并肾脏病的肥胖患者。

三、轻断食膳食模式

轻断食膳食模式又称为间歇性断食，是一种以低能量的食物代替正常的三餐，以此实现促进胃肠排空、缓解便秘、减轻体重等效果的间隔性断绝正常饮食的膳食模式。目前建议采用 5+2 的膳食模式，即 1 周内 5 天相对正常进食和任意 2 天禁食。正常进食的 5 天可以每天摄入 1500 ~ 1800 kcal 的基本能量，断食日，间隔至少 2 天，并不是不吃任何东西，而是将分量降到平时的 1/4，男性约 600 kcal/d，女性约 500 kcal/d。该模式有益于体重控制和预防 2 型糖尿病及改善新陈代谢，但不适于孕妇、儿童和青少年减肥及长期使用。

综上，膳食指导在减重的过程中至关重要，但无论采用哪种膳食模式，都建议提前咨询医生，为我们的健康保驾护航。

糖尿病患者运动处方及注意事项

运动是治疗糖尿病的“五驾马车”之一，在糖尿病整体治疗中占有重要地位。科学合理的有氧运动除了可以降糖，还可以降压、降脂、减肥、改善胰岛素抵抗、预防骨质疏松、改善心肺功能等，临床上许多轻症糖尿病患者甚至无须用药，只依靠饮食控制及运动锻炼便可使血糖得到满意控制。

但运动也要讲究科学，否则非但于病无益，还可能反为其害。运动不当可导致低血糖、血糖波动、血压升高、蛋白尿增加、心脑血管意外、骨关节损害等。由于病情不同，并非所有糖尿病患者都适合运动。另外，什么项目比较适合？运动强度多大为宜？这些也都不完全一样，需要讲究科学、因人而异。

所谓“运动处方”，就是根据每个患者的具体情况量身定制的个体化运动方案，包括五个方面的内容，分别是：①运动强度；②运动方式；③运动时机；④运动持续时间；⑤运动频度。

1. 运动强度：低中为佳

运动强度直接关系到锻炼效果。强度较低的运动，能量代谢以利用脂肪为主，强度中等的运动则有明显的降血糖作用。肥胖糖尿病患者以较低强度的有氧运动为好，一般糖尿病患者以中等强度的有氧运动较为适宜。低强度运动以最大心率达到[(220–年龄)×(35%～54%)]即可，中等强度运动以最大心率达到[(220–年龄)×(55%～69%)]为度。

2. 运动方式：取长补短

以有氧运动为主，可适当辅以抗阻训练。轻度有氧运动包括购物、散步、做操、太极拳、气功、家务劳动等；中度运动包括快走、慢跑、骑车、健身操等。其中步行可作为首选方式。

在日常生活中，患者可以利用哑铃、弹力带和盛满水或沙子的矿泉水瓶，针对大肌群进行抗阻训练，如上肢的肱二头肌和肱三头肌及胸部、腰腹部等处的大肌群。

3. 运动时机：伺机而动

餐后 1 ~ 3 小时开始运动，有低血糖倾向、急性或严重的并发症者不宜运动，需要病情稳定后再适度运动。注射胰岛素后 1 ~ 1.5 小时是胰岛素作用高峰，此时应避免剧烈运动；同时避免把胰岛素注射到运动活跃的部位使其吸收加速，而增加低血糖发生风险。若运动前血糖＜ 5.6 mmol/L，应进食糖类后再运动；晚间运动后，如睡前血糖＜ 7.0 mmol/L，预示夜间可能会发生低血糖，也需进食一定量的糖类。运动时身上最好常备些快速补糖食品（如糖块、含糖饼干等）。

4. 运动持续时间：由少到多

刚开始运动阶段持续时间可以稍短，每次 10 ~ 15 分钟，以后视身体条件的不同逐渐延长，因人而异。每次运动前应进行 5 ~ 10 分钟的准备活动，运动后进行至少 5 分钟的放松活动。但这段时间不能算作运动时间。每天至少 30 分钟中度强度运动，若不能一次运动 30 分钟，可分次进行，每次 10 ~ 15 分钟。每周至少进行中等强度有氧运动 150 分钟。

5. 运动频率：由稀至密

运动频率应该由稀至密，而且，如果运动间歇超过 3 天，运动受益会受影响。如果每次的运动量较大，可间隔 1 ~ 2 天，但不要超过 3 天。有氧运动可从每天运动 1 次开始，每周至少 3 天，逐渐增加至每周 5 天甚至 7 天。抗阻运动可以每周 2 ～ 3 次，隔天 1 次，应避免连续两天进行。一般以每周运动 3 ～ 7 天为宜，具体视运动量的大小而定。

运动治疗强调个体化，不同年龄和体质的糖尿病患者在运动选择上也各不相同。运动遵循 3 个原则，即循序渐进、量力而行、持之以恒，要求适度、适量。

糖尿病运动疗法的适应证、禁忌证及有合并症时运动的注意事项

对于糖尿病患者来说，运动疗法固然有许多益处，但是，运动也是因人而异的，应该在医生或者专业人士的指导下，按照自身病情选择适合的运动项目和运动量，这样才能取得事半功倍的效果。

运动前应先做相关心、肺、肾功能的检查，那么，糖尿病患者们运动疗法的适应证和禁忌证都有哪些呢？

适应证：稳定的 1 型糖尿病患者；2 型糖尿病患者，特别是肥胖的 2 型糖尿病患者；妊娠糖尿病患者；糖耐量异常及糖尿病高危人群。

禁忌证：糖尿病酮症酸中毒患者；空腹血糖＞ 16.7 mmol/L 者；糖尿病增殖性视网膜病患者；糖尿病肾病患者（肌酐＞ 1.768 mmol/L）；严重心脑血管疾病（不稳定性心绞痛、严重心律失常、一过性脑缺血发作）患者；合并急性感染患者及血糖＜ 4.0 mmol/L 的患者。

一、合并糖尿病肾病时如何运动？

运动应从低强度、低运动量开始，以中、低强度为主，避免憋气动作或高强度的运动，防止血压过度升高，注意监测血压，定期尿检，关注肾功能，注意维持电解质和酸碱平衡。

二、合并糖尿病视网膜病变时如何运动？

在开始运动前进行细致的眼科筛查，并在专业人员的监督下

运动；存在增殖性视网膜病变或严重非增殖性视网膜病变时，禁忌做大强度有氧运动或抗阻训练。

三、合并冠心病时如何运动？

1. 不宜进行强度过大、速度过快的剧烈运动，尤其不能参加激烈的竞赛运动。

2. 运动前 2 小时内不饱餐或饮用兴奋性饮料。

3. 每次运动开始时应进行准备活动，结束时不应骤然停止。

4. 避免突然增加运动量。

5. 在运动中出现腹痛、胸痛、呼吸困难、气短或气短加剧、头晕、恶心、呕吐、心悸、虚弱、出虚汗、极度乏力或心绞痛发作等情况时应立即停止运动，必要时就医。

6. 有不稳定心绞痛者先行心脏病专科处理等。

运动疗法是糖尿病治疗中非常重要的一环，运动是最好的免费降糖药，讲究科学、安排合理、适当的身体活动锻炼可以有效降低血糖、预防并发症，希望糖尿病患者们能够重视起来。

儿童和青少年糖尿病患者的营养治疗和运动治疗

目前，儿童和青少年糖尿病患者越来越多，给患儿及其家庭带来了沉重的经济和精神负担。营养治疗和运动治疗是糖尿病综合治疗的重要组成部分，儿童和青少年糖尿病患者由于生长发育和体力活动不同于成年人，因此他们的营养也需要进行合理制定。

一、营养治疗

0 ~ 12 岁患儿每日总热量应供给充足，按照以下公式进行计算，并随着年龄增长及时调整。

全日总热卡 =1000+ 年龄 ×（70 ~ 100）。

决定 70 ~ 100 系数的因素包括年龄、胖瘦程度、活动量大小及平日饮食习惯。年龄较小者用量较大，较胖儿童热量给予应适当减少，活动量大者应适当增加热能摄入。可以参考表 5-9 安排每日热能。

表 5-9 年龄与热能的关系

年龄	热能 /kcal
≤ 3 岁	年龄 ×（95 ~ 100）
4 ~ 6 岁	年龄 ×（85 ~ 90）
7 ~ 10 岁	年龄 ×（80 ~ 85）
＞10 岁	年龄 ×（70 ~ 80）
＞12 ~ 15 岁	1500 ~ 2000
12 岁以后每年增加 100 kcal	

能量摄入应以实现最佳生长并保持理想体重为宜，饮食控制以维持标准体重、纠正已发生的代谢紊乱和减轻胰岛β细胞的负担为原则。推荐每日碳水化合物供能比为45%～60%；脂肪供能比为25%～30%；蛋白质供能比为15%～20%。提倡高蛋白、高维生素、低脂肪饮食。多食禽肉、鱼肉及牛奶，脂肪以植物油（不饱和脂肪酸）为主，避免肥肉和动物油，克服吃零食的不良饮食习惯。避免高糖食物，多吃纤维素丰富的食物，饮食以清淡为主。在胰岛素作用高峰点可少量进食含糖量低的水果，如番茄、黄瓜、猕猴桃等。饮食遵循定时定量、少食多餐的原则，方法为一日三次主餐和三次加餐，但要注意进餐时间应与胰岛素注射及作用时间相匹配。年长患儿最好坚持膳食记录，发挥主观能动性，建立良好的饮食习惯及坚持治疗的信心。

二、运动治疗

同成人糖尿病患者一样，合理运动可为糖尿病患儿带来诸多益处，如可增加肌肉对胰岛素的敏感性，有利于血糖控制，可促进骨骼与肌肉的发育等。那么对糖尿病患儿来讲，运动的实施需要注意以下事项。

原则上患儿每天需要进行1小时以上的适量运动。最好能定时、定量运动，遵循个体化和循序渐进的原则，才能收到良好的治疗效果。

1. 患儿在运动前必须做好胰岛素和饮食的调节，剧烈运动前需增加饮食量或随身准备充饥食品或糖果。必要时也可将胰岛素用量减少10%。

2. 由于运动时肢体血流加速，胰岛素吸收增快，因而注射胰岛素的患儿尽量避免将胰岛素注射到需要大量活动的四肢，可将注射部位改为腹部。

3. 选用一些有趣且便于长期坚持的活动，如骑车、跑步、打羽毛球、打乒乓球、踢足球、跳皮筋、跳绳等，都是很好的体育锻炼方式。

4. 如有可能，父母可以与患儿一起参加运动，这会增加儿童对运动的兴趣，增进父母与孩子的感情。

5. 选择合适的服装和鞋袜，运动后注意清洁卫生。

6. 在体育锻炼时更应注意避免低血糖的发生，天气炎热、运动时间过长时还要注意防止脱水，运动时最好随身带一点食物和水，以便在发生低血糖或口渴时进食。

7. 避免攀高和潜水，因为攀高和潜水时如发生低血糖会有危险，注射胰岛素的患儿在胰岛素作用高峰时更应避免上述运动，以免出现低血糖而发生不测。

8. 已有视网膜并发症的患儿不宜进行剧烈运动。

9. 如果患儿有感冒、发烧、糖尿病酮症酸中毒、血糖 > 16.7 mmol/L、尿中有酮体、足部剧烈疼痛、视物模糊，应该卧床休息、避免活动。

希望通过以上的建议，糖尿病患儿能够在个体化运动中获益。

老年糖尿病患者的营养治疗和运动治疗

年关将至，“吃吃喝喝”无疑是过年不可或缺的环节，因而很多老年糖尿病患者在此期间会更容易出现血糖控制不佳。生活方式干预是老年糖尿病患者的基础治疗手段，主要包括饮食和运动两方面，而在2021年版《中国老年糖尿病诊疗指南》中，也具体地介绍了营养治疗和运动治疗。

一、营养治疗

当我们步入老年后，人体的肌肉含量会相对减少，尤其是老年糖尿病患者，因此在饮食中需合理地增加蛋白质的摄入，尤其是以优质蛋白质（如肉、蛋、奶等）摄入为主。健康的老年人需摄入蛋白质1.0 ~ 1.3 g/（kg · d），合并急、慢性疾病的老年患者需摄入蛋白质1.2 ~ 1.5 g/（kg · d），而合并肌少症或严重营养不良的老年人需至少摄入蛋白质1.5 g/（kg · d）。除动物蛋白（如肉、蛋、奶等）外，也可选择优质的植物蛋白（如豆类、谷类、坚果类等）。

我国老年糖尿病患者能量来源主要以碳水化合物为主。而进食碳水化合物、蛋白质与蔬菜的顺序也有学问，后进食碳水化合物可降低患者的餐后血糖增幅。进食碳水化合物的同时摄入富含膳食纤维的食物（如玉米、小米、大麦、牛蒡、胡萝卜、芹菜、薯类和裙带菜等）可以延缓血糖升高，减少血糖波动，改善血脂水平。膳食纤维能增加饱腹感、延缓胃排空，但需要注意的是，过量摄入膳食纤维不适合胃轻瘫和胃肠功能紊乱的老年患者。

总之，老年糖尿病患者需要合理膳食、均衡营养，长期食物摄入不均衡的老年糖尿病患者还需注意补充维生素和矿物质，警惕发生营养不良的风险。

二、运动治疗

老年糖尿病患者应该运动吗？什么运动合适？如何运动？

其实，规律的运动可以改善糖尿病患者的胰岛素抵抗，而老年患者因为年龄的原因，在运动时容易跌倒发生意外，因此，需要评价运动风险、运动能力后再制订运动治疗方案。

1. 指导患者合理安排服药时间和运动时间，避免运动相关低血糖、低血压等事件发生。无论在运动前、中、后，一旦发生心悸、手抖、出汗等低血糖症状，应立即停止运动并及时处理。需要注意的是，若糖尿病患者合并心血管相关疾病，还需要结合心内科的指导进行运动。

2. 首选中等强度的有氧运动，中等强度运动会使人感到心跳加快、微微出汗、轻微疲劳感，也可以表现为在运动中能说出完整句子但不能唱歌。运动能力较差者可选择低强度有氧运动，具体形式包括快走、健身舞、韵律操、骑自行车、水中运动、慢跑等。

3. 每周运动 5 ~ 7 天，最好每天在餐后 1 小时运动，每餐餐后运动约 20 分钟。若在餐前运动，应根据血糖水平适当摄入碳水化合物后再进行运动，以避免低血糖事件发生。

4. 可进行抗阻训练，使用哑铃、弹力带等器械，也可以进行俯卧撑或立卧撑。增强下肢肌力，以预防和延缓老年性肌少症，降低老年糖尿病患者跌倒风险，增加运动的依从性。改善平衡能力，可进行柔韧性与平衡能力的训练，包括交替单脚站立、走直线、瑜伽、太极拳、五禽戏和八段锦等。

三、小结

1. 老年糖尿病患者需要个体化的生活方式指导。

2. 饮食上需合理增加蛋白质摄入，后进食碳水化合物更有益。均衡膳食，避免营养不良。

3. 根据运动风险和运动能力的评估，在医生的指导下规律运动治疗。

4. 以低、中等强度运动为主，选择长期可坚持的合适的运动方式，避免跌倒及低血糖事件，一旦发生应及时处理。

家务劳动算运动锻炼吗？

对于糖尿病患者来说，运动不仅有助于控糖，更能够提高身体功能、活跃身心。可是在临床中，我们经常会听到患者询问：在家里大扫除、搞卫生，看起来也运动不少了，累得腰酸背痛，这个运动量是不是已经够了？还需要出去运动锻炼吗？那么，今天我们就来跟大家聊一聊运动和家务劳动的异同。

严格来说，做家务并不算做运动，只能算作体力劳动。虽然体力劳动和运动锻炼都是体力活动，具有很多共同点，但二者所起到的作用并不相同。人们从事体力劳动时，不论是从事工业劳动还是农业劳动，甚至是家务劳动，由于工种的限制，身体常常是按照某种固定的姿势做局部的连续活动，动作单一，全身各部分肌肉的负担轻重不均，只有那些参加活动的肌肉、骨骼才能得到锻炼。体力劳动可以使某一部位功能加强，但长期重复的体力劳动也有可能引发职业病或身体不适；而体育锻炼能促使身体各部位得到锻炼，是一种全身性的衡性协调运动。有的体力劳动肌肉负荷较重但对心肺功能的锻炼不够，而体育锻炼能让心肺功能得到更好的锻炼。相比体力劳动，体育锻炼有利于人体骨骼、肌肉的生长，可以改善血液循环及呼吸、消化系统的功能状况，提高机体免疫力。

同时，体力劳动和体育锻炼的环境差异也会导致人的心态不一样。有的体力劳动工作者环境狭窄，接触不到阳光，呼吸不到新鲜空气；有的体力劳动则需要长时间保持同样的姿势，使人产生疲劳和厌倦感。而体育锻炼大部分在户外进行，运动形式多样，有助于消除精神的紧张与压力，提高睡眠质量，改善心境。

因此，何不趁着这大好时光，走到户外舒活舒活筋骨，抖擞抖擞精神，来一场酣畅淋漓的运动呢？

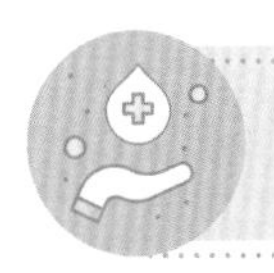

第六章　自我管理，甜蜜一生

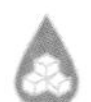

糖尿病患者的年检计划

糖尿病是一种常见的慢性非传染性疾病，我国糖尿病患者呈快速上升趋势，其急、慢性并发症累及多个器官、系统，严重影响患者的身心健康，给个人、家庭、社会带来了沉重的负担。因此，做好并发症的预防、监测及控制是糖尿病二级预防、三级预防的相关目标，是保证糖尿病患者生活质量及控制糖尿病相关医疗费用的前提，糖尿病患者做好并发症自我监测意义重大，需引起广大糖友的重视。

糖尿病并发症筛查是及早发现糖尿病并发症的手段。根据发达国家的经验，新发病的 1 型糖尿病患者应在发病 5 年内筛查 1 次并发症；2 型糖尿病患者应在确诊糖尿病后立即行并发症筛查。对于无并发症的患者，每年筛查 1 次；对于已有并发症的患者，视情况进一步检查或决定复查时间，同时进行针对性治疗（表 6-1）。

表 6-1　临床常见监测项目与监测频率

监测项目	一般监测频率
HbA1c	每 2 ~ 3 个月
尿微量白蛋白	每 3 个月
肝肾功能	每 6 ~ 12 个月

续表

监测项目	一般监测频率
血脂	每 6 ~ 12 个月
空腹和餐后胰岛素或 C 肽	每 12 个月
视力、眼底	每 6 ~ 12 个月
心电图	每 12 个月
下肢血管	每 12 个月
BMI	每 6 ~ 12 个月
血压	随时

详细监测方法需根据自身情况和疾病状态遵医嘱执行。

糖尿病患者们选择鞋袜有讲究

糖尿病足是糖尿病严重并发症之一，糖尿病患者常因神经系统病变而产生肢端感觉异常、感觉迟钝、保护性感觉丧失的情况，导致足部出现外伤、破损、鞋内有异物时不易察觉，诱发足溃疡。因此要加倍做好足部的保护，除每天自我检查足部情况外，选择舒适、合适的鞋、袜也尤为重要。

一、鞋的选择

1. 宽而深的鞋头，厚软的鞋底，低的鞋腰，牢固的鞋后部，有鞋带或尼龙搭扣，光滑的衬里（图 6–1）。

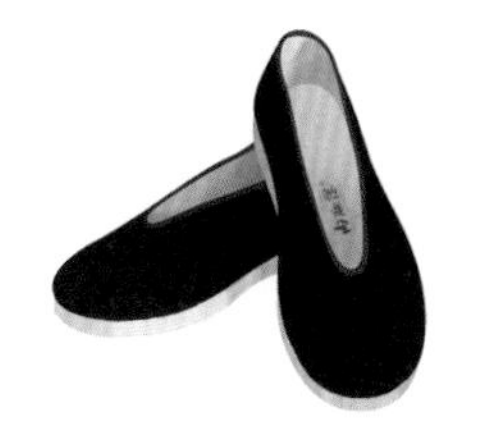
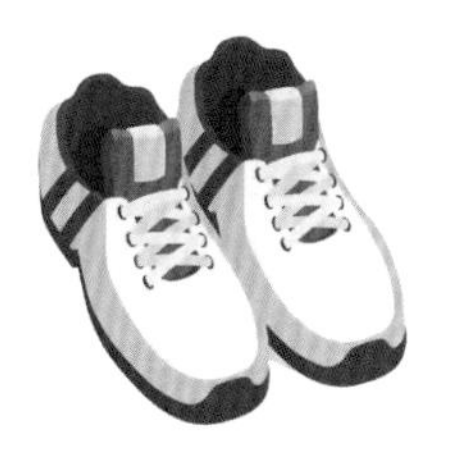
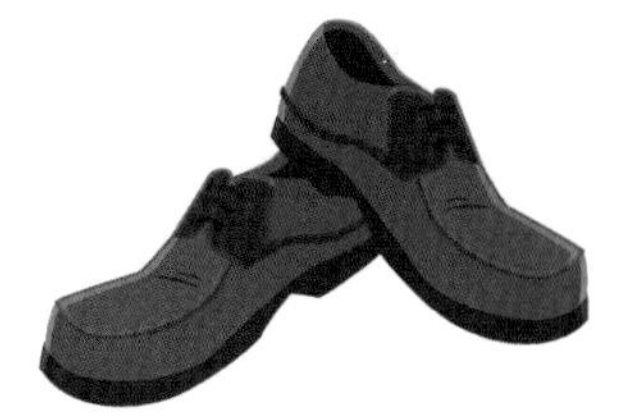

图 6-1 鞋的选择

2. 鞋子的内部长度应比患者的足长 1 ~ 2 cm，不宜太紧或太松，内部的宽度应等于足部最宽的位置，高度以为所有足趾留出足够的活动空间为宜。

3. 不建议选择露脚趾或露足跟的凉鞋或拖鞋、夹脚趾的凉鞋、洞洞鞋等，以免损伤双足。

4. 最好选择下午时间买鞋，双脚穿袜子同时试穿，取站立体位评估鞋是否合适。

5. 首次穿新鞋的时间不宜过久，穿新鞋后要仔细检查双足是否起水疱、破损甚至红肿，如有损伤说明此鞋不合适，不宜再穿。

6. 每次穿鞋时应检查鞋里是否存在粗糙的接缝或异物，要仔细检查鞋底有无钉子、碎玻璃等尖锐异物，穿鞋时动作要慢，不要赤脚穿鞋。

二、袜子的选择

1. 选择使用天然材料如棉线、羊毛等制成的袜子。

2. 袜子不宜太小，也不能太大，不穿袜口太紧或高过膝盖的袜子，否则会影响脚的血液循环。

3. 袜子的内部接缝不能太粗糙，不要穿有破洞或反复修补后的袜子，否则会对脚造成伤害。

4. 建议选择浅颜色的袜子，做到每天更换，保持足部清洁、干燥。

另外，为了保护好足部，糖尿病患者们无论是在家里还是在室外都不应赤足、仅穿着袜子或穿着薄底拖鞋及穿着任何其他开放式的鞋行走，这会增加足部损伤的风险。

糖尿病患者们冬季取暖需谨慎

长期的高血糖会引起血管病变和神经病变，对温度的敏感性降低，有时甚至感觉不到疼痛。随着气温逐渐降低，糖尿病患者肢体末端尤其是足部的血液循环障碍加重，进而出现感觉迟钝、麻木、发凉等。因此，糖尿病患者们在冬季取暖时需特别的谨慎，以免烫伤而导致严重的后果。在这里跟糖尿病患者们提个醒，在取暖的时候需注意以下几点。

1. 泡脚：对于糖尿病患者来说，泡脚是一个很容易引起烫伤的因素。一定要控制好水温和泡脚的时间，水温要低于 37℃，可以用水温计测量水的温度，如无水温计，用手腕内侧或请家人代试水温，以无烫感为宜；控制时间在 30 分钟以内，不要长时间泡脚（图 6–2）。

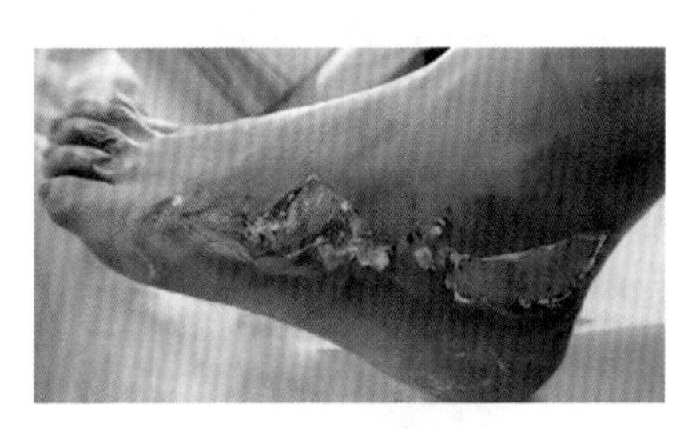

图 6-2 泡脚烫伤

2. 热水袋：在使用热水袋的时候，最好在外面包几层厚棉布或毛巾，不要直接接触皮肤，睡觉的时候最好不要用，以免长时间捂在同一个地方导致低温烫伤（图 6–3）。

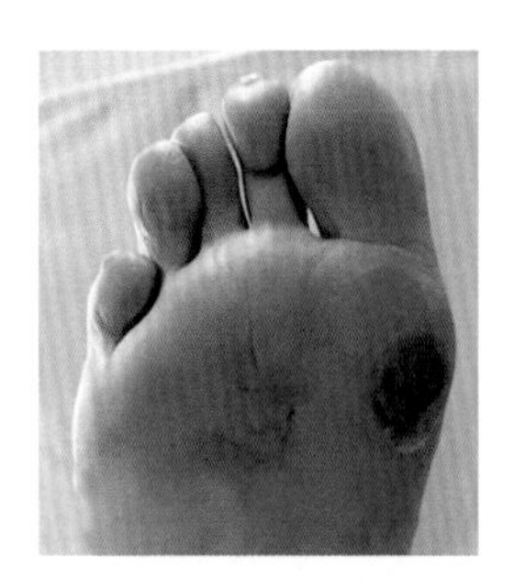

图 6-3　热水袋烫伤

3. 电热毯或火炕：建议糖尿病患者们晚上不要开着电热毯睡觉，可以睡前开电热毯，温度不要调太高，加热半小时左右达到合适的温度后关掉电源。睡觉时在电热毯或火炕上面铺一层褥子，不要让皮肤直接接触电热毯或火炕，最好穿着宽松的睡衣和袜子睡觉，以免烫伤（图 6-4）。

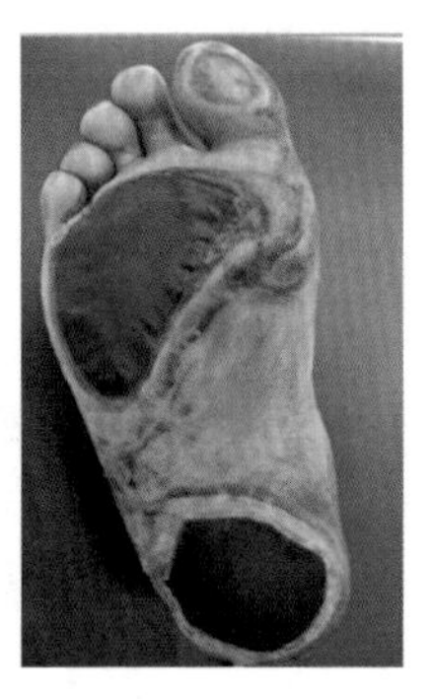

图 6-4　火炕烫伤

4. 暖宝宝：不少糖友喜欢使用暖宝宝来御寒，暖宝宝的平均温度在 53℃左右，最高可达 65℃以上，持续放热将近 12 小时。在使用的时候一定要隔上两三层衣服贴，不要贴在紧身的衣服上，避免烫伤（图 6–5）。

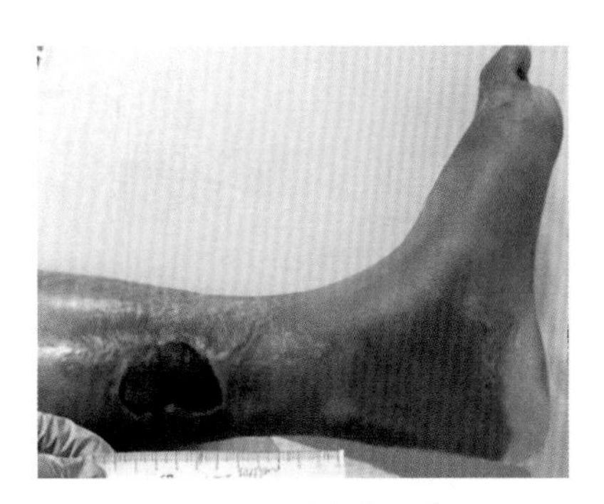

图 6-5　暖宝宝烫伤

5. 电暖气：在使用电暖气（包括家用的暖气片）的时候，调整好合适的温度，并保持一定距离（图 6–6）。

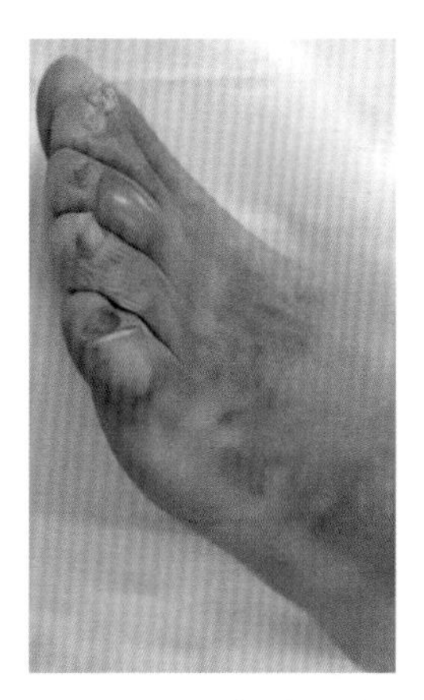

图 6-6　暖气片烫伤

6. 吹风机：不要使用吹风机热风吹脚，因其温度无法控制，长时间近距离的使用会导致严重后果（图 6–7）。

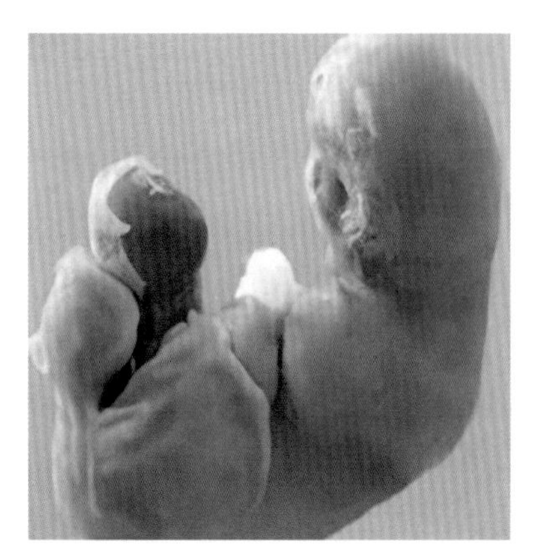

图 6-7　吹风机烫伤

总之，不建议糖尿病患者们使用取暖设备取暖，必须使用时一定要注意安全，要经常检查皮肤的情况，如有红肿、水疱、破溃等异常情况，请立即到专科就诊。

糖尿病患者旅行的注意事项

对于糖尿病患者而言，假期出游要做哪些准备工作，有什么注意事项呢？今天将从以下几个方面和大家一起聊聊旅行前的准备。

一、旅行前的准备工作

首先要做一些身体检查，如血糖波动、并发症等的评估，如果没什么问题的话，咱们就可以准备出发了。出发前除了携带自己身份证，还应准备一张跟身份证同等重要的自制“病历小卡片”，一旦在旅行途中发生意外，“病历小卡片”可以帮助路人或医生迅速确定病情，以便展开救治。这张“病历小卡片”上面应注明您患有糖尿病，当您发生低血糖时请旁人帮您喂食随身携带的含糖食物，如您因低血糖昏迷或意识不清时，请帮助您尽快就医并联系家属，不宜再行喂食。

除了这些，还应针对自己的情况准备充足的药物，包括足够的降糖药物、血糖仪、试纸及耗材、消化系统药物，最好再准备一些预防感冒及抗过敏药物，另外要再准备一些外用药物，如创可贴、棉球等。

除了以上物品，还应该准备自己的装备。尽量选择宽松的旅游鞋，切忌穿新鞋，女士最好不要穿高跟鞋，穿浅色的袜子，休息时要检查一下自己的鞋袜是否存在异常情况。

二、哪些患者不适合外出呢？

1. 病情不稳定者，血糖持续偏高者，血糖剧烈波动者。

2. 患有严重糖尿病慢性并发症者，如糖尿病肾病导致肾功能不全者、糖尿病足部溃疡者，以及伴有感染、酸中毒或者其他严重并发症者。

三、旅行时的注意事项

1. 使用胰岛素的糖尿病患者：胰岛素治疗是不能中断的，并且需要随着旅途生活的变化做出调整。

2. 准备适量的食物和水：糖尿病患者要争取按时就餐，并且保证足够的水分供给，定时监测血糖，合理用药，尽量不熬夜，保证血糖稳定。

3. 体能变化：糖尿病患者应量力而行，劳逸结合，注意睡眠。由于在游玩时运动量会不知不觉比平时增加，需要预防出现低血糖，随身携带糖果、果汁饮料等，以备不时之需。

4. 血糖监测：定时监测血糖，根据血糖调整饮食和运动量。如出现口干、口渴、尿多等症状，应监测血糖，血糖高于16.7 mmol/L时应咨询医生或就近求医，按医嘱调整降糖药。

5. 饮食注意事项

（1）应选择清谈饮食，不可暴饮暴食，每餐七分饱即可。

（2）注意点餐时合理搭配。

（3）水果适量。

（4）注意掌握好胰岛素注射时间。

（5）应给配餐员特别强调所点之菜不能加糖。

6. 胰岛素的储存

（1）未开封的胰岛素最好保存在便携式储存器具（冰箱、冰袋、冷却袋等）中或自备保温杯。胰岛素不要直接贴着冰袋，宜用毛巾包裹放置，以防凝固。到达目的地后，应尽快放入冰箱冷藏室内。

（2）正在使用的胰岛素可在室温下携带和保存，但温度不可超过28℃。

（3）坐飞机时胰岛素应随身携带，不可托运。

糖尿病患者自驾要注意！

伴随着私家车的日益普及，很多糖尿病患者也免不了有自驾出行的需求，那么，对于糖尿病患者安全上路有哪些要求？各国针对糖尿病患者安全驾驶的道路交通管理有哪些规定呢？

据悉，2016 年澳大利亚开始对糖尿病患者驾车制定严格的法律规定。该国驾驶法规规定，血糖超过 5 mmol/L 才能驾车。具体的措施包括糖尿病患者驾驶前需测量血糖，并确保血糖高于 5 mmol/L；驾驶期间应每两小时确认一次血糖，确保血糖高于 5 mmol/L；应在车内放置能快速起效的碳水化合物类食物或饮料。

实际上，美国、英国、日本这些国家对糖尿病患者驾车也都有着严格的法律规定。日本自 2013 年 6 月开始，规定低血糖患者不得驾驶汽车，违者将处以 1 年以下拘禁并处以 30 万元罚款；英国规定，患有 2 型糖尿病的患者驾车需通过交通管理局的认可；美国一些州规定禁止糖尿病患者驾驶大型车辆或开长途车。

血糖是人体最直接的能量来源，而大脑是能量需求最大的器官。当发生低血糖时，大脑皮层受抑制，可出现意识模糊、反应延迟、定向力障碍、嗜睡、双手震颤等。

低血糖状态下驾车特别容易发生交通事故。特别是当出现无症状性低血糖时，这类患者往往会无任何征兆，瞬间进入低血糖所引发的神志不清阶段，极有可能酿成重大交通事故。

因此，在这里特别提醒糖尿病患者，在驾车时应关注血糖情况。对于高危人群，应想办法降低风险。

自驾游的注意事项如下。

1. 评估是否可以自驾游

（1）自驾之前让医生评估自己的健康状况。

（2）合并心脏病、下肢并发症、眼底病变的糖友不适合自驾游。

（3）在使用胰岛素、磺脲类药物及格列奈类药物的情况下驾驶车辆需要特别警惕。

2. 自驾游注意事项

（1）带上血糖仪、糖果及饮料，以备低血糖时使用，以及准备好可能需要的其他药物。

（2）上车前测一次血糖，如＜ 5 mmol/L 需进食含糖食物。

（3）不可持续长时间驾车，建议每 1 ～ 2 小时进行一次血糖监测，确保血糖始终≥ 5 mmol/L。

（4）一旦出现低血糖症状，应尽快安全停车，补充含糖食物或者饮料，并及时监测血糖。

总之，外出游玩记住三句话：

1. 做好充足准备，糖尿病患者同样可以尽兴出游；2. 外出携带病历卡，危机时刻可以救命；3. 自驾游的糖尿病患者不要疲劳驾驶，一旦发生低血糖，要安全停车，及时纠正低血糖。

糖尿病患者们如何应对睡眠障碍？

睡眠对保持身体和精神健康有着至关重要的作用，睡眠时间过少或过多的人，糖尿病患病风险大大增加。糖尿病本身的病理特点会严重影响患者的睡眠质量，睡眠质量又可以反过来影响糖尿病患者的血糖水平。

一、睡眠障碍引起糖尿病

睡眠障碍包括睡眠不足、睡眠中断、失眠、睡眠颠倒等，这些情况均可能导致糖耐量减低、糖尿病的发生、糖尿病病情的不利控制。

研究发现，持续睡眠时间小于 7 小时或大于 9 小时均将导致糖尿病患病风险增加。与不伴睡眠障碍的 2 型糖尿病患者相比，伴有睡眠障碍的糖尿病患者胰岛素敏感性明显下降，空腹胰岛素和胰高血糖素均明显升高，黎明现象的发生率也明显高于无睡眠障碍患者。睡眠障碍引发血糖不稳定有两个原因，其一是会使体内瘦素浓度降低，生长激素浓度增加，导致人体食欲增加，出现血糖不稳定，也会让体重增加，胰岛素抵抗增强；另一个原因是导致人体的交感神经兴奋，一些有升糖效果的激素分泌大量增加，也可以导致血糖升高。

睡眠障碍与糖调节能力减低、胰岛素抵抗和胰岛素对葡萄糖的即时反应能力下降有关，易使个体发生 2 型糖尿病。睡眠障碍引发 2 型糖尿病的机制可能是通过激活交感神经系统、下丘脑－垂体轴和炎性通路。

很多临床研究表明，行为睡眠 / 觉醒周期与生物昼夜节律系统不同步的情况，即所谓的“昼夜不对准”，可导致糖调节能力下降，即身体处理葡萄糖的能力下降，出现糖耐量异常。

二、糖尿病可引发、加重睡眠障碍

糖尿病患者往往合并睡眠不足和睡眠质量差。糖尿病相关的代谢紊乱会引起多种组织器官继发性的生理病理改变，其中对中枢神经系统的不利影响（包括神经行为与神经递质异常、自主神经功能紊乱）可能造成睡眠障碍。

随着并发症的出现和加重，糖尿病患者的睡眠障碍会明显加重。患者可因各种慢性并发症（如四肢末梢间断性疼痛，皮肤麻木、瘙痒、对温度的感觉异常，夜尿增多等）导致或加重睡眠障碍；急性并发症（如夜间低血糖、高渗性昏迷、酮症酸中毒等）不但会影响患者的睡眠质量，还可能会危及患者性命。睡眠障碍不但影响患者的生活质量，还会加重患者抑郁和焦虑等情绪障碍，形成恶性循环。

糖尿病患者睡眠状况还与心理健康水平有密切关系。糖尿病是慢性终身性疾病，需长期坚持药物治疗、严格控制饮食和规律锻炼，有巨额的经济支出，患者普遍心理负担较重。随着病程的发展、年龄的增长，糖尿病患者睡眠障碍呈上升趋势，若长期血糖控制不佳，并发症数目增加，患者入睡更加困难，促使睡眠障碍加重。

三、阻塞性睡眠呼吸暂停（OSA）与糖代谢异常密切相关

阻塞性睡眠呼吸暂停低通气综合征（OSAHS）是指患者在睡

眠过程中，由于反复出现气道阻塞，导致呼吸暂停和（或）低通气，从而产生反复间歇性低氧、二氧化碳潴留，同时伴有反复微觉醒、睡眠片段化、睡眠结构异常及反复胸腔内负压增大，导致白天嗜睡、工作效率下降、记忆力减退及自主神经功能紊乱等一系列临床表现。与无 OSA 的人群相比，OSA 患者的糖尿病发病率增加 2 ~ 4 倍。OSA 导致糖代谢异常的机制主要与其所导致的间断性缺氧及高碳酸血症有关。缺氧可引起交感神经兴奋度增加。此外，间断性缺氧还可以通过在血液循环过程中发生再氧合作用产生活性氧簇，后者会引起炎性因子释放，加重胰岛素抵抗，诱发糖尿病。

四、糖尿病患者睡眠障碍治疗要点

对于糖尿病患者，一方面应积极控制高血糖，减少各种并发症的发生、发展，进而减轻对睡眠质量的不利影响；另一方面也应注意预防低血糖，以避免因低血糖惊醒导致的睡眠质量下降。另外，对于合并睡眠障碍的糖尿病患者，应积极改善其睡眠质量，以减轻睡眠障碍对血糖控制的不利影响，特别是对于空腹血糖控制不佳的患者，应注意判断是否与其睡眠障碍有关。

特殊时期，教你如何“睡出好血糖”

在2型糖尿病患者中睡眠障碍比较普遍，严重影响着患者的生活质量，因此，提高睡眠质量被认为是糖尿病教育中比较重要的一部分。

那么我们该如何“睡出好血糖”呢?

一、定时、定点、定量睡觉

每天睡多久?关于这个问题，没有一个标准答案，个体所需的睡眠时间有所差异。用于衡量睡眠是否充足的标准之一是看第二天起床是否清醒、精力充沛。一般来说，较理想的睡眠时间是每天睡够7～8小时。建议22点左右休息，不宜过早，也不要熬夜，最迟睡眠时间不超零点。吃饱就睡不可取，建议糖尿病患者饭后活动10～20分钟，待食物消化、血糖稳定后再睡。另外，容易失眠的人不宜午睡太长时间，以免影响夜间睡眠时间和质量。午睡时间建议控制在15～45分钟。

二、控制好血糖是关键

病程较长或血糖不稳定的糖友常会有躯体疼痛、手脚麻木、夜尿增多等不适，这些都可能造成睡眠障碍。因此，经常失眠的糖友要先查查血糖是否偏高，并积极控制。另外，20点以后尽量避免喝水，避免起夜次数增多影响睡眠质量。凌晨1～3点、寒冷的冬夜都是夜间低血糖的高发期。多梦、噩梦、大声惊叫、出汗等是夜间低血糖的征兆，糖尿病患者及其家属要多留意。睡前血糖保持在 4.4 ~ 7.0 mmol/L 可避免低血糖影响夜间睡眠。若血糖低于 5.6 mmol/L 可少量加餐，可选择低脂牛奶、酸奶、饼干（3 ~ 5块）等。

三、养成良好的睡眠习惯

把闹钟放在一眼看不到的地方，比如放床下或转个方向，夜里睡不着，反复看时间会让我们更焦虑，尽量不让负面情绪影响睡眠。睡前不要思考人生，学会管理情绪与释放生活压力，心平气和、排除杂念、放松心情。另外，睡前不要玩手机，更不要喝咖啡、浓茶、酒精或吸烟。改善睡眠环境，在临睡前适度做一些保健运动，使身体稍感困乏为宜，这样有助于入睡，或者每日睡前用温水泡脚，并进行脚底按摩，以保持轻松的精神状态助于入眠。

四、有特殊情况及时就医

对于由焦虑、忧郁等不良情绪引起的失眠，要从根源上解决。安眠药不可滥用。长时间不能解决，特别严重影响生活质量的，建议尽快到临床心理科就诊进行心理疏导，必要时在专科医生指导下进行药物干预治疗。若有夜间打鼾的情况，建议到呼吸科就诊，明确是否有阻塞性睡眠呼吸暂停综合征，若有，应及早干预。

关于“肥胖”你需要知道的事

随着人民生活水平的改善，肥胖已经成为我国不容忽视的公共健康问题。目前中国十几亿人口中至少有1亿人群存在肥胖或超重的问题。今天就来和大家聊聊关于“肥胖”的那些事。

一、你知道什么是肥胖吗？

肥胖是指由于体内脂肪体积和/或脂肪细胞数量增加导致的体重增加，或体脂占体重的百分比异常增高，并在某些局部部位过多沉积脂肪。肥胖最常用的评价指标是体重指数（BMI）。BMI ≥ 28.0 kg/m^2 即可诊断为成人肥胖，而腰围 ≥ 90 cm/85 cm（男/女）可判定为腹型肥胖。

二、肥胖的分期我知道！

想要了解体重多少才合适，我们首先需要了解超重或肥胖的分期。肥胖分为4期。①0期：超重，无超重或肥胖相关疾病前期或相关疾病。②1期：超重，伴有1种或多种超重或肥胖相关疾病前期；或肥胖，无或伴有1种或多种超重或肥胖相关疾病前期。③2期：超重或肥胖，伴有1种或多种超重或肥胖相关疾病。④3期：超重或肥胖，伴有1种或多种超重或肥胖相关疾病重度并发症。

三、了解肥胖分型，助力健康人生

肥胖按照病因学可分为单纯性肥胖和继发性肥胖。单纯性肥胖往往与社会心理因素、缺乏良好的生活方式管理有关，一般无内分泌疾病或特殊的病因，占肥胖症总数的95%以上。另外的则为继发性肥胖，常由某种疾病或药物、遗传综合征等因素所导致，如下丘脑性肥胖、垂体性肥胖、甲状腺功能低下性肥胖、库欣综合征导致的肥胖、性腺功能低下性肥胖、Prader-Willi综合征（小胖威利综合征）。糖皮质激素、部分降糖药物、精神类药物或β肾上腺素受体拮抗剂等药物也可引起药物性肥胖。继发性肥胖一般有明显的原发病或诱发因素，治疗原发病或去除诱因后肥胖可得到改善。

其实肥胖也可以根据脂肪积聚部位的不同分为外周性肥胖或中心性肥胖。外周性肥胖俗称“梨型肥胖”，脂肪主要积聚在四肢及皮下，下半身脂肪较多。中心性肥胖俗称“苹果型肥胖”，脂肪积聚部位以躯干部和腹内为主，内脏脂肪增加，腰部变粗，四肢相对较细，此类肥胖人群更易患糖尿病等代谢综合征。

人体胖瘦有指标，科学判断应知道

如何确认自己是否肥胖？两个同样体重的人，身材看起来有可能会有很大的区别，那是因为每个人脂肪含量和肌肉含量的占比不同。想要了解自己是否属于肥胖，不能光看体重！那么用什么样的标准来判断会更加科学、合理呢？今天就给大家介绍一下科学判断肥胖的指标！

一、体重指数

该指数是世界卫生组织推荐的国际统一使用的肥胖分级标准，可以协助我们正确判定体重范围。BMI= 体重（kg）/ 身高^2（m^2）。

BMI 分级标准如表 6–2 所示。

表 6-2　BMI 分级标准

分级	BMI		
	国际标准	亚洲人群	中国
低体重	＜18.5	＜18.5	＜18.5
正常体重	18.5 ≤ BMI ＜ 25	18.5 ≤ BMI ＜ 23	18.5 ≤ BMI ＜ 24
超重	25 ≤ BMI ＜ 30	23 ≤ BMI ＜ 27.5	24 ≤ BMI ＜ 28
肥胖	≥ 30	≥ 27.5	≥ 28
Ⅰ级	30 ≤ BMI ＜ 35	27.5 ≤ BMI ＜ 32.5	

续表

分级	BMI		
	国际标准	亚洲人群	中国
Ⅱ级	35 ≤ BMI < 40	32.5 ≤ BMI < 37.5	
Ⅲ级	≥ 40	≥ 37.5	

如何确定自己的标准体重呢？

男性成人标准体重（kg）= 身高（cm）–105。

女性成人标准体重（kg）= 身高（cm）–100。

2 ~ 12 岁儿童标准体重（kg）= 年龄 ×2+8。

二、腰围、臀围及腰臀比

上面我们讲了梨型身材和苹果型身材。那么怎么判断我们自己呢？腰围及臀围测定就是最常用的指标。腰臀比（WHR）计算公式为 WHR= 腰围 / 臀围。WHO 的标准，成年男性腰围≥ 90 cm、女性腰围≥ 85 cm 或 WHR > 1.0 即为腹型肥胖。

三、体脂含量

体内脂肪的含量或脂肪占总体重的百分比即为体脂含量，也就是俗称的体脂率。成年男性脂肪占体重的 10% ~ 20%，女性 15% ~ 25% 为正常范围。男性体脂含量≥ 25%、女性体脂含量≥ 30% 作为肥胖的判定标准。

四、内脏脂肪面积

内脏脂肪面积是腹型肥胖诊断的金标准，它可以准确直观地反映内脏脂肪聚积。腹部 CT 检查和磁共振成像可以较为精准地反映出脂肪的分布，但费用较为昂贵，且不能进行自我测量。

五、标准体重百分率

常用于儿童及特殊人群的肥胖症判断，标准体重百分率 = 被检者实际体重 / 标准体重 ×100%。轻度肥胖：标准体重百分率≥ 120%；中度肥胖：标准体重百分率≥ 125%；重度肥胖：标准体重百分率≥ 150%。

经过上面的介绍后，你是否对肥胖有了更深入的了解呢？

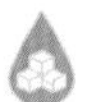 肥胖糖尿病患者的治疗方法

肥胖和糖尿病一样，都是代谢性疾病，它俩就像孪生姐妹一样，然而，大家关注糖尿病，却常常忽视了肥胖症。科学合理的体重管理是超重或肥胖治疗及相关慢性疾病防控的重要方法。下面我们简单谈谈除饮食指导、运动治疗、心理疗法及药物治疗外的治疗肥胖的其他方法。

1. 设立减重的意义及目标：减重不仅在于控制体重，更重要的是减少内脏脂肪的沉积，降低体脂率，改善身体组分。体重的减少可降低高血糖，改善胰岛素抵抗及血压、血脂等代谢指标。大多数患者建议 3 ~ 6 个月减轻体重的 5% ~ 10%；一些患者可以制定更为严格的减重目标（如 10% ~ 15%）。

2. 行为矫正：建议定期监测体重，规律饮食及运动，避免久坐，规律作息，减慢进食速度，避免加餐或使用更小规格碗筷饮食，积极寻求亲人及朋友的鼓励与支持，必要时接受专业减重教育和指导。

3. 减重手术：经生活方式干预和内科治疗等减重方法长期无效，$BMI \geq 37.5\ kg/m^2$，可考虑积极手术治疗，$32.5\ kg/m^2 \leq BMI < 37.5\ kg/m^2$，可以选择手术治疗，而 $27.5\ kg/m^2 \leq BMI < 32.5\ kg/m^2$，需要至少符合 2 项代谢综合征组分或存在合并症，进行医学的综合评估后方可进行手术治疗。

总而言之，肥胖患者的体重管理是一项艰巨而复杂的任务，防治也需要制定科学合理的规划，长期坚持，才能减少体重，取得成效。让我们一起减重前行，好好活在当下，享受生活，享受生命。

糖尿病患者高血压测定的基本方法

糖尿病与高血压的关系千丝万缕，它们互为“祸根”，互为因果。有医学统计显示，糖尿病人群高血压的患病率为非糖尿病人群的2倍，且糖尿病患者高血压患病率的高峰比正常人提早10年出现，而伴有高血压者更易发生心肌梗死、脑血管意外及外围大血管病，并加速视网膜病变及肾脏病变的发生和发展。

一旦查出患有糖尿病，就要进行血压测量。糖尿病患者长期坚持自测血压是非常有必要的，有利于及时发现血压的波动情况。如果血压没有异常，也应当至少每3个月做一次血压监测。如果有血压升高的情况，则必须定时、规律地监测血压，遵从医嘱服用降压药，且复诊时需要再次测量血压情况。注意事项如下。

1. 血压检测应在患者平静时进行。活动、烦躁等会使测量数值偏高。不要在憋尿时测量血压，进食、运动后30分钟再测量血压。

2. 测量血压时要做到“四定”，即每次测血压要同一时间、同一侧肢体、同一个姿势（坐位或卧位）、同一个血压计，这样测得的血压才有参考意义。同时，无论取何种体位，袖带必须与心脏在同一水平线。平卧位时，袖带应与腋中线第4肋间相平。取坐位时，手掌向上平伸，肘部位于心脏水平，大臂与身躯成45°。

3. 袖带的长短宽窄要合适，要平整地系在上臂，袖带下缘应位于肘窝以上1～2厘米处，松紧以能够插入一指为宜，袖带内充气气囊的中心恰好置于肱动脉部位。不能有外力压迫袖带及橡胶管。

4. 对于严重心律失常者，无创测压时各次测压值差异较大，取平均值。

5. 合理调节测压间隔时间，避免袖带在短时间内反复充气，引起肢体长时间受压，静脉回流受阻，肢体肿胀，皮肤破溃。

 糖尿病患者的口腔护理

糖尿病是一组以慢性高血糖为特征的代谢性疾病，由胰岛素分泌和/或作用缺陷所引起。糖尿病患者会伴随有许多的并发症，如糖尿病肾病、糖尿病足、视网膜病变等，这些都是大家比较熟知的。然而，糖尿病患者的口腔病变却鲜为人知。

目前牙周病被列为糖尿病的第6大并发症。大量研究表明，糖尿病与牙周病相互影响，牙周病对糖尿病的代谢控制具有负面影响。因此，糖尿病患者需要有效预防口腔疾病的发生。

口腔护理的目的在于保持口腔的清洁、湿润、舒适，预防口腔感染等并发症，防止口臭、牙垢，保持口腔正常功能。

口腔护理的主要措施如下。

1. 漱口。利用水力清除掉存留在牙齿表面的食物残渣和软垢，使口腔内细菌数量相对减少，达到清洁口腔的目的。可以选择清水或杀菌漱口水漱口。将漱口水含在口内，鼓动两腮与唇部，使漱口水在口腔内能充分与牙齿、牙龈接触，并利用水力反复地冲洗口腔各个部位，尽可能清除掉存留在牙齿的小窝小沟、牙间隙、牙龈、唇颊沟等处的食物残渣和软垢，使口腔内的细菌数量相对减少，从而达到清洁口腔的目的。一般临床上推荐的漱口水是复方氯己定，每次10毫升，每次30秒。健康的口腔使用清水漱口，药物漱口水并不建议长期使用，它会改变口腔的菌群环境。

2. 早晚刷牙。良好的刷牙习惯、正确的刷牙方式是糖尿病患者口腔护理，预防龋病、牙周病最有效的方法。每次刷牙时间2～

3 分钟，睡前刷牙更重要。掌握刷牙的正确方法——巴氏（Bass）刷牙法（图 6-8），避免拉锯式横刷。

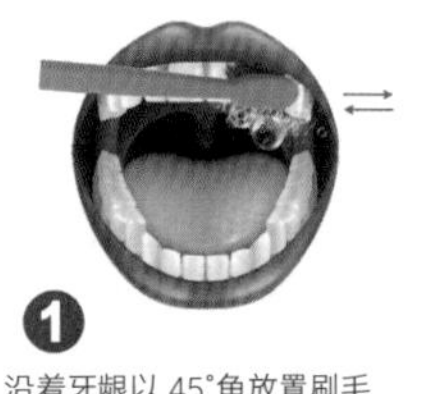

1 沿着牙龈以 45°角放置刷毛，刷毛应该接触牙齿表面和牙龈。

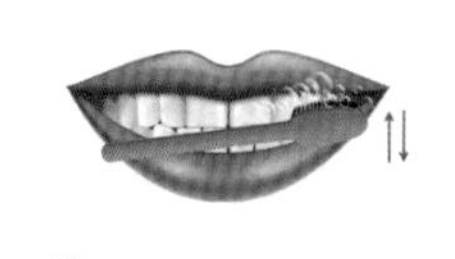

2 以 2 ~ 3 颗牙为一组水平颤动牙刷刷净牙齿。再将牙刷移到下一组。

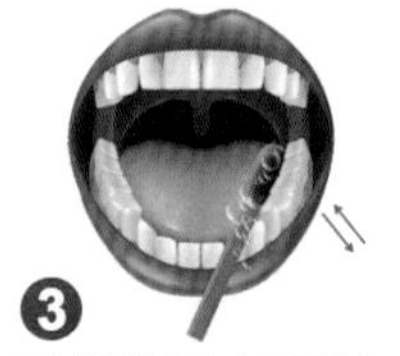

3 下内侧牙请重复上侧牙动作。

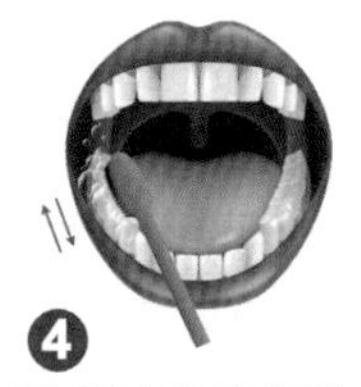

4 将牙刷靠在后牙智齿区的咬合表面上进行温和的前后刷动。

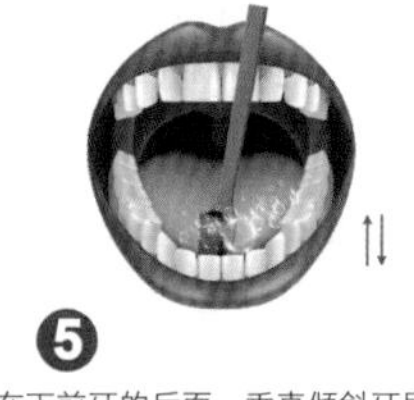

5 在下前牙的后面，垂直倾斜牙刷，使用刷头前半部分进行上下刷动。

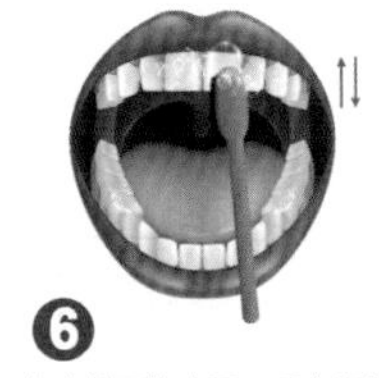

6 在上前牙的表面，垂直倾斜牙刷。使用刷头前半部分进行上下刷动。

图 6-8　巴氏刷牙法

3. 牙刷和牙膏的选择。牙刷是工具，牙膏起辅助作用。建议每 3 ~ 6 个月换一次牙刷，防止牙刷上霉菌和细菌滋生。牙刷选择以刷毛细软，长度覆盖 2 ~ 3 颗牙齿为宜；对于牙膏的选择，含氟牙膏必用，抗敏和美白牙膏有需求用，药物牙膏慎用。

4. 正确使用牙签、牙线、冲牙器和舌背刷、牙间隙刷。对于牙间隙较大、食物嵌塞较为严重者，推荐使用牙线或冲牙器去除牙间食物残渣。对于生活不能自理的卧床患者，请护理人员或家属协助使用冲牙器用高压脉冲水冲洗牙间隙和牙根部等，从而清洁口腔。牙周病导致的牙槽骨吸收和牙龈乳头退缩造成牙间隙变大，或者老年人生理性牙龈萎缩造成牙间隙增大时，是使用牙间隙刷的极佳时机。

5. 定期牙科检查。基本上糖尿病患者应该每 3 ～ 6 个月做一次口腔检查。如果有牙周疾病，可以增加看牙医的次数及频率。全口无牙者建议每 12 个月检查一次。

6. 每次看牙医检查时，务必携带近期的饭前、饭后血糖值与糖化血红蛋白报告，让医生了解，同时将口腔检查及治疗结果及时告知您的糖尿病医生。

家有“糖宝”如何应对？

糖尿病是一种终身性疾病，孩子被诊断患有糖尿病，对每个家庭来说都是一个突如其来的打击，父母开始怀疑自己是否有能力照顾好孩子，患儿也将要面临来自生理和心理上的多重挑战。面对家有“糖宝”的事实，生活处处充满压力和紧张的父母唯有积极行动起来，充分准备，事无巨细，和孩子一起应对，才能确保孩子健康快乐地成长。

在这里，如果您家正有学龄期患儿，作为家长的我们应该做到以下几点。

1. 积极帮助孩子认识和了解合理饮食的重要性。经常向孩子讲解糖尿病的相关知识，让他们懂得应该吃什么，不应该吃什么，以及每餐饮食的定量标准，逐渐培养孩子控制饮食的能力。同时，家长还应了解学校的进餐时间、饭菜情况，以及能否提供特殊餐食以满足孩子的需求。

2. 家长应该积极与学校的老师配合，帮助孩子认识到体育运动的重要性。要想确保孩子在校期间的安全和健康，需要家长和校方协同合作，允许孩子在上课期间进行必要的血糖监测和加餐；针对孩子的情况，与老师一起帮助孩子制定出一套合理的体育锻炼方案。

3. 家长应该逐渐教会孩子如何正确使用胰岛素。向孩子逐步灌输胰岛素治疗方法。如需口服药物治疗，应叮嘱孩子按时用药，避免漏服、错服。不断普及有关糖尿病防治知识，帮助孩子了解糖尿病，让孩子参与到自己的糖尿病治疗和管理之中，可以使病情得到良好的控制。

4. 要告诉孩子的班主任，在学校里孩子需要怎么样的关照，以及低血糖的表现和救治方法。如大汗、注意力不集中、手抖、头晕等都是低血糖的表现；了解校医室是否备有葡萄糖、血糖仪等物品，如果没有，您可以自行准备，存放在校医室；还要和班主任协商如何向其他同学解释，避免孩子产生孤立、自卑等心态。

5. 让自己的孩子经常与其他“糖宝”联系，或者参加一些糖尿病夏令营，可以让孩子感受到被社会接受、承认的喜悦，并且从其他“糖宝”那里得到的支持无疑会有助于他们成功管理好自己的糖尿病。同时，作为家长，应鼓励孩子表达情绪，聆听孩子的情绪表达并积极回应孩子的情绪；夫妻二人不要因为孩子的糖尿病经常性的争吵，最好是让孩子生活在一个愉悦和谐的环境中，良好的情绪是保证糖尿病治疗效果的一个重要方面。

6. 为了您的孩子能接受良好的糖尿病治疗和护理，应从医生那里尽可能多地了解孩子的患病情况；如果想要孩子的血糖控制得非常好，病情稳定的情况下大约每 3 个月就应该看一次医生；如果孩子在控制血糖方面有任何问题或出现新的症状，需要及时来医院就诊。

糖尿病患者的情绪管理

糖尿病作为一种典型的身心疾病，不仅会导致患者的身体方面出现问题，同时由于患者的心理素质、对疾病认知程度不同，也会导致一系列的心理问题。

糖尿病患者一方面需承受终身患病、反复血糖检测、长期服药等长期压力；另一方面因自觉过度依赖家属、经济负担重等情况，使得糖尿病患者容易伴有抑郁、焦虑、悲伤和失落等负面情绪，从而形成情绪和血糖之间的恶性循环。产生了不良情绪不可怕，关键是我们应该学会如何去应对它。

一、学会接受，帮其树立信心

接受的关键在于树立信心，做到“与糖尿病和平共处”，所以，调试积极的心理状态，保持乐观向上的心态，对于疾病不过度关注，积极主动学习糖尿病治疗的相关知识与技能，在心理上接纳糖尿病，才能够正常应对血糖变化。

二、了解病因，控制疾病

应向专业的医护人员了解疾病的起因、治疗过程及生活方面的注意事项，做到规范治疗、饮食有节、规律运动、心中有数，用科学有效的手段帮助自己降糖，建立战胜疾病的信心。

三、注重内心，及时宣泄

倾听自己的内心情绪是非常重要的。在身体不适或者治疗不理想的时候，难免会出现负面情绪，正确的做法是承认自己的负面情绪，倾诉出来，不要憋着，不要钻牛角尖，试着将注意力转移到其他能令你愉悦的事情上。

四、加入群聊，增加社交

糖尿病患者要与人多交往，参加有益的活动，丰富多彩的生活会使人心情舒畅、精神愉快，解除对疾病的紧张与烦恼，有利于血糖的控制。与更多的人交往，尤其是与糖尿病患者交往，可以相互探讨控制糖尿病的经验、体会，相互鼓励，相互帮助。

糖尿病患者的压力管理

糖尿病管理是一个长期过程。对很多患者来说，长期按时服药、注射胰岛素和监测血糖本身就会产生压力。与此同时，生活上的压力也会直接或间接地影响患者对糖尿病的管理。因此，压力过大对血糖控制和一个人的总体健康来说是一个巨大的障碍。

为了更好地保持血糖控制，糖尿病患者需要学会处理压力，减轻压力是糖尿病管理的一个关键部分。主要方法如下。

一、寻找放松的方法

参加瑜伽、武术、太极等运动，放松身心；同时，腹式呼吸对放松身心和管理压力也非常有帮助。

二、满怀希望，保持健康

在有战胜疾病的信心及了解自身不足的基础上，生活中做出改变，控制疾病，延缓并发症的发生，提高生活质量，保持健康状态。

三、确保优质充足的睡眠

找时间小憩，早点上床睡觉，养成早睡早起规律睡眠习惯，平静思绪等。

四、多形式表达

表达练习，可以通过写一封信、画一幅图或用其他表达形式把您的内在情绪转化为可以宣泄的外在实物。

五、家庭和社会支持

家庭和社会支持对糖尿病患者至关重要，家属要关心、理解、帮助他们，缓解他们的心理压力，大家都了解糖尿病的一般常识，协助安排糖尿病患者的日常生活，创造一个宽松、和谐的家庭氛围。鼓励他们参加工娱活动，使其在群体活动中获得满足和快乐，获得安慰与自信，消除孤独感，增强战胜疾病的勇气和信心，融入社会，提高生存质量。

六、心理疗法、药物疗法、联合疗法

如果评估表明需要治疗，可以寻求专业帮助，心理疗法与药物疗法可以单独发挥作用，但有研究显示，联合应用效果更佳。

着眼儿童及青少年糖尿病患者的心理问题

随着生活水平的提高，糖尿病发病年龄日趋年轻化。儿童及青少年糖尿病早期不容易被发现，以致延误治疗。有调查显示，10% 的超重、肥胖儿童和青少年都有糖代谢异常。

青春期相关生理及心理因素均可导致血糖控制欠佳。终身药物治疗、饮食控制及生活方式干预会一定程度降低患者的生活幸福感。同时，糖尿病及其急、慢性并发症亦会对患者及其家长的身心健康造成巨大压力。患有糖尿病的儿童、青少年是心理和行为障碍的高危人群。所以，分析及干预患者心理对整个社会来说都至关重要。

糖尿病患儿更易发生焦虑、抑郁和行为问题（交往不良、社交退缩），有些表现为恐惧、不自信、怀疑、愤怒、悲观失望、自责内疚等。它严重影响了患者的治疗依从性、社会融入感及自我管理能力，从而加速糖尿病并发症的发生、发展，心理暗示会影响疾病的发生、发展及预后。

所以儿童及青少年糖尿病患者的心理干预需要患者、患者家属，乃至整个社会共同参与。耐心倾听患者的主诉，通过心与心的交流真切体会患儿焦虑、恐惧的原因，利用语言技巧稳定患者情绪，耐心指导，告知药物及生活方式治疗的必要性，细心指导生活中的细节，比如如何选择食物种类及数量，引导其正视疾病、控制情绪、正确对待生活、缓解心理压力。

儿童及青少年糖尿病患者是一个特殊群体，在关注疾病本身的同时，关注患者的心理健康亦是不可或缺的。糖尿病控制的稳定程度是影响糖尿病儿童及青少年心理行为的重要因素。在治疗糖尿病的同时，对患者及其家庭进行社会心理干预，可以帮助他们，从而促进疾病的康复，提高患儿的生存质量，使其成为社会有用之才。

积极的心态与血糖的关系

“食欲好、体力好、精力棒！吃嘛嘛香，哪有什么糖尿病，我才不信呢”。

随着人民生活水平不断提高，我们从吃不饱到吃得好，啤酒、烧烤、小龙虾，多姿多彩的夜生活兴奋着我们的大脑。城市化的建设、高压的工作使我们的身材从 XS 向 XXXL 进步。可是丰富多彩的生活下埋藏了一个又一个的健康危机。

在现阶段，许多富贵人家的疾病已经成为我们普通大众的常见病，近几年来，原属于老年人的糖尿病的发病年龄也大为提前，甚至波及儿童，并且发病率居高不下，更有大量的糖尿病前期患者。同时，我国糖尿病患者存在着确诊率低、治愈率低、接受糖尿病治疗达标率低的问题。我国的糖尿病患者中大概有 1/2 合并高血压，1/2 左右的患者合并糖尿病神经病变，1/3 合并糖尿病眼底病变，1/4 合并血管病变。为什么会变成这样呢？

因为许多糖尿病患者早期没有明显的症状，若无经常的健康体检很难发现。在很长时间内，患者食欲好，体力和精力也很好，看上去红光满面没有病态，很难有说服力。疾病得不到重视，然而高血糖又在不断蚕食我们的身体，一旦出现不适，就已经比较严重了。其实，糖尿病并不可怕，只要在患病初期以积极的心态坚持配合治疗，就能控制糖尿病的进展。糖尿病发展是一个循序渐进的过程，如果高血糖没有得到控制，日积月累，从量变到质变，就会并发很多由高血糖引发的问题，包括血管病变、眼底病变、肾脏病变、神经病变等。若糖尿病肾病控制不佳，则可能几年后就需要做肾透析治疗；如果眼底大出血，就会导致失明，生活都将难以自理；严重的神经病变还可出现足溃疡。更有一些患者得了糖尿病后不相信，从而错过最佳的治疗时机，造成不可逆转的损伤。

年轻患者身强体壮，对糖尿病不重视，直到发生了酮症酸中毒、高渗性昏迷，血糖高到测不出才到医院就诊，甚至有些患者因此而失去生命。还有许多糖尿病患者用药有很大的顾虑，易受到保健品的误导，导致血糖控制更不稳定。

由于疾病痛苦、经济压力和社会压力等，部分糖尿病患者处于焦虑、抑郁状态，这对糖尿病和高血压都有不利影响。焦虑还会诱发胃溃疡、肠胃功能紊乱、失眠等。所以，保持心理平衡既是一种处事方式，也是一种治疗方法。难以保持心理平衡的患者既可以求助于心理医生，也可以通过提升自身修养、学习健康知识、建立友善的朋友和社会关系及积极参加体育运动和社会活动获得改善。糖尿病不仅仅需要药物治疗，合理的饮食控制和运动来保证药物治疗的疗效，而合理的血糖监测是选择药物的基础，不能局限于自我感觉。现在科技的进步带来了许多新的方法、新的药物，每个人的体质不同，我们需要个体化治疗。所谓个体化治疗，是指针对一个人的治疗方案，并不是“人云亦云”的去治疗。“我一个同事用了XX种药，效果很好，为什么不给我用”“有人说用这个药会呕吐难受，我不要用”这类问题层出不穷，使个体化治疗效果不明显，血糖反复无常，使患者失去治疗的信心。

以积极的心态对待疾病，我们同在，同心同德，战胜疾病不仅需要药物，更需要科学知识，需要患者的自律，再好的医生也治不好一个不听话的患者，希望大家身体安康，万事皆意，血糖平稳，病魔不找。

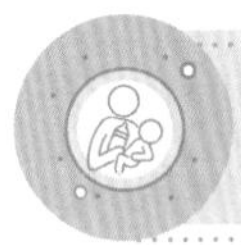

第七章　孕育新生，机不可失

妊娠期高血糖的危害

妊娠期高血糖对孕妈妈和胎儿有哪些危害？

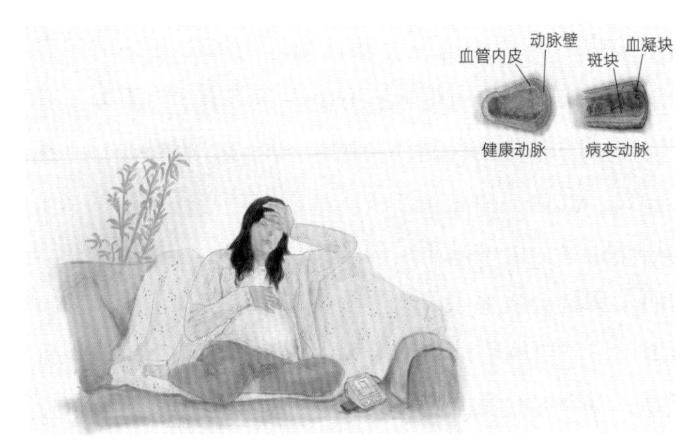

图 7-1 妊娠期高血糖对孕妈妈的危害

先来看看高血糖是怎么伤害孕妈健康的吧！

高血糖会使孕妈原本光滑的血管内壁增厚，血管变窄，这很有可能引起孕妈的血压升高，也就是我们所说的“妊娠期高血压”了，严重时可能直接危及母子的生命安全。高血糖还容易导致孕妈羊水过多，由于羊水过多，胎儿在宫腔内活动度较大，容易发生胎位不正，同时子宫过度膨胀，压力过高，还易引起早产。另外，糖是细菌的最爱，高血糖也容易让孕妈处在“细菌兵团”的包围之中，比如得上霉菌性阴道炎，这可不只是会让孕妈不太舒服，治疗不及时可能会引发宫内感染，从而对宝宝造成危害！

下面，我们再来看看高血糖是怎么影响宝宝的吧！

高血糖会影响宝宝组织细胞的正常分化，造成畸形，尤其是心脏畸形；随着孕周增加，到了宝宝肺部发育的时候，高血糖又会阻碍宝宝肺泡表面活性物质的产生，从而影响肺部成熟，肺部发育不好的宝宝出生后很可能会因为呼吸不好而危及生命；同时，血液通过脐带源源不断地把糖输送给宝宝，宝宝吃得好，营养自然不成问题，所以，只要血糖够，宝宝就像开挂了一样可劲长，越长越胖，越长越大，容易生长为巨大儿（出生体重≥4 kg），巨大儿会增加孕妈分娩的难度，如果发生肩难产，还可能会导致宝宝锁骨骨折、臂丛神经损伤、窒息甚至死亡。

高血糖对宝宝的影响不仅仅是出生时那一会儿，有可能影响终生。为了把大量的血糖转化到细胞中去，宝宝的胰腺会加快分泌胰岛素，这样长期过度使用胰腺容易导致宝宝的胰腺损伤，长大后易罹患糖尿病，据统计，这类宝宝在 20 岁时被检测出糖尿病的概率是 24%，24 岁时检测出糖尿病的概率达 40% 左右。宝宝出生后，虽然脱离了高血糖的环境，可是胰腺仍会持续分泌过多的胰岛素，这会导致宝宝低血糖，如果低血糖持续 12 ~ 24 小时，就将造成宝宝脑损伤。

那么，孕妈妈如何明确自己是否存在妊娠期糖尿病呢？

妊娠期糖尿病孕妇并不会出现多饮、多尿等典型糖尿病症状，而且多数空腹血糖正常，容易漏诊。因此在怀孕 24 ~ 28 周时，产检医生会建议孕妇做口服葡萄糖耐量试验（OGTT）。OGTT 具体的做法是空腹 8 ~ 10 小时后，在晨起 9 点前先抽血化验空腹血糖水平，然后口服含 75 g 或 100 g 无水葡萄糖的水溶液，分别于服糖后 1 小时、2 小时抽血，检测血浆中葡萄糖的水平（图 7–2）。只要其中任何 1 项检测结果高出正常值即可诊断为妊娠糖尿病（GDM）（表 7–1）。

表 7-1　OGTT 方法与血糖值对照

OGTT 方法	空腹	1 小时后	2 小时后
75 g	≥ 5.1 mmol/L	≥ 10.0 mmol/L	≥ 8.5 mmol/L
100 g	≥ 5.3 mmol/L	≥ 10.0 mmol/L	≥ 8.6 mmol/L

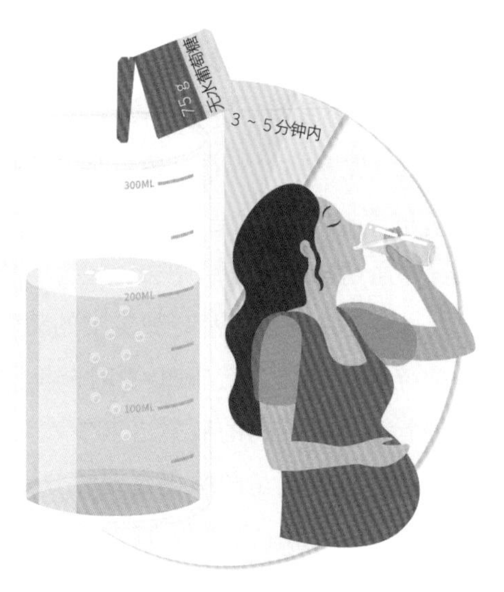

图 7-2　口服葡萄糖耐量试验

需要注意的是，如果您错过了孕 24 ~ 28 周做 OGTT 的时间，也应该尽快完善该检查。另外，即使您第一次 OGTT 正常，但如果孕晚期出现体重增长过快、宝宝长得太大、空腹尿糖总是阳性，还需要在孕晚期再做一次 OGTT。

得了糖尿病，我还能要小宝宝吗？

我国糖尿病患者以 2 型糖尿病为主，1 型糖尿病及其他类型糖尿病少见。在性别差异上，据 2015 年至 2017 年的一项全国调查显示，男性患病率为 12.1%，女性为 10.3%，由此可见，男性患病率高于女性。许多的育龄期糖尿病患者提出疑问：得了糖尿病我还能要小宝宝吗？答案当然是肯定的！但血糖控制是关键。

首先我们来了解一下糖尿病对孕育的影响（图 7–3）。

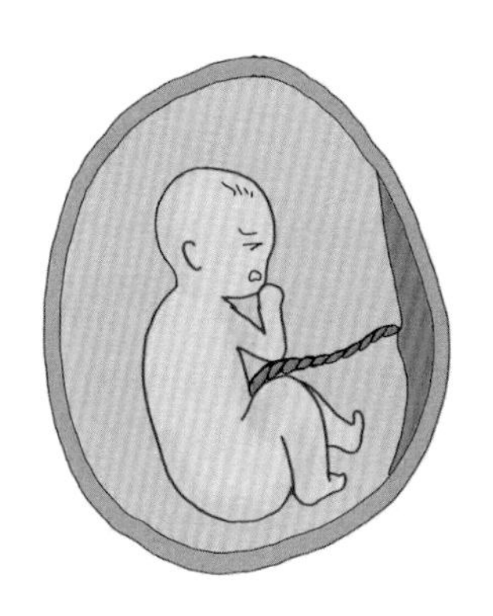

图 7-3　糖尿病对孕育的影响

一、糖尿病对男性的影响

1. 可能会降低性欲。持续的高血糖状态会影响生殖内分泌功能，睾丸间质细胞数量会减少，结构发生改变，垂体分泌的促卵泡激素和黄体生成素也会减少，使睾酮的合成能力下降，分泌也减少，从而导致男性患者性欲下降，影响生育能力。

2. 可能会导致勃起功能障碍。持续的高血糖状态可引起血管病变，影响阴茎充血，或导致勃起相关神经发生病变，从而导致勃起功能障碍。

3. 精液质量下降或逆向射精。患者睾酮水平的下降可能会影响精子数量和质量。持续的高血糖状态和胰岛素缺乏还会影响精子的供能，也会影响到精子质量。另外，正常情况下，射精动作发生时膀胱颈部会关闭，精液从尿道口射出，因糖尿病患者可能合并自主神经病变，引起膀胱收缩舒张功能障碍，射精时膀胱颈部未关闭，精液未从尿道口射出而流入膀胱，这种现象通常称为逆向射精。

二、糖尿病对女性的影响

女性不孕原因中最常见的就是排卵异常，而糖尿病可能会引起月经初潮延迟、月经紊乱、月经周期延长，甚至出现闭经，这些都会导致女性糖尿病患者生育能力下降。而且很多不孕女性可能合并多囊卵巢综合征，这同样也增加了糖尿病患病风险，但是这类人群，多数可通过减重，改善胰岛素抵抗有所缓解，增加受孕概率。持续的高血糖状态可能影响卵巢功能，导致卵巢早衰，更年期提前，也就是说女性糖尿病患者应尽可能为生育早做准备。

无论是男性还是女性糖尿病患者，持续的高血糖状态都会影响生殖系统的发育，因此，控制血糖是首要任务。

三、糖尿病患者怀孕前要做哪些准备

准备怀孕了，一定要到医院找专业医生进行综合评估。

1. 评估能否怀孕

评估糖尿病病情的严重程度。依据 White 分类法，病情达 D、

R、F 级的糖尿病患者不建议妊娠。

D 级：10 岁前发病，或病程 ≥ 20 年，或合并单纯性视网膜病变。

F 级：糖尿病肾病。

R 级：眼底有增生性视网膜病变或玻璃体积血。

器质性病变较轻者，指导控制血糖水平在正常范围内后再妊娠。

2. 药物调整

（1）停用他汀类药物。

（2）停用口服降糖药。

（3）根据血糖情况，必要时改胰岛素治疗。尤其是女性患者，妊娠期间需停用口服药物，改为胰岛素治疗，胰岛素的使用对胎儿的发育是没有影响的。

3. 孕前血糖控制目标

（1）在不出现低血糖的前提下，空腹血糖及餐后血糖尽可能接近正常，建议 HbA1c < 6.5% 时妊娠。

（2）应用胰岛素治疗者可 HbA1c < 7.0%，餐前血糖控制在 3.9 ~ 6.5 mmol/L，餐后血糖在 8.5 mmol/L 以下。

最后，最重要的是保持积极、乐观、向上的心态，避免紧张、焦虑、抑郁情绪的影响。必要时可以请专科医生进行心理指导。

妊娠期糖尿病和饮食有多大关系？

当被告知是妊娠期糖尿病的时候，有不少孕妈妈会说："我没有糖尿病，我就是吃多了"。糖尿病真的是吃出来的吗？的确，随着生活水平的提高，物质选择的丰富，加之受"怀孕了，必须一个人吃两个人的量"的传统观念的影响，妊娠期糖尿病的发病率呈逐年上升的趋势，不过，大多数妊娠期糖尿病只需要饮食加运动治疗就可以将血糖控制到正常。但妊娠期糖尿病不全是吃出来的，有个别是怀孕前就已经有糖尿病了，只不过从来没查过，根本不知道；大多数还是自身胰岛功能弱，拮抗升糖激素的能力不足。妊娠期胎盘形成后，逐渐分泌较多的胎盘催乳素和生长激素等，并随着妊娠周数的增加而分泌增多，在妊娠 30 周以后达到高峰，这些激素能够抵抗人体内的胰岛素，加上孕妇体内分泌的肾上腺皮质激素等也能够对抗胰岛素，如果孕妇胰岛功能本来就弱，就容易得糖尿病。

无论是哪种原因造成的孕期血糖问题，控制不良就会给孕妈和宝宝带来危害，诱发流产、早产，导致孕妈感染和宝宝畸形的发生，同时增加宝宝成年后患肥胖、糖尿病及代谢综合征的风险。

因此，妊娠期糖尿病不能掉以轻心，孕妈要做好心理调适，服从医生的综合管理，将血糖控制在妊娠期要求的正常水平，这样才能保障自己和宝宝的安全。

还有一部分孕妈妈认为在怀孕期间应尽量多吃，一个人要吃出两个人的量，这样宝宝才能有充足的营养，这一错误观念导致很多孕妈在妊娠期体重增长过多，引起肥胖。

肥胖在整个怀孕分娩过程中也会带来诸多问题。

首先，肥胖的孕妈发生妊娠合并症的风险明显增加。据统计，体重超过 90 公斤的孕妇，有 75% 会发生多种妊娠合并症，其中最多见、最危险的就是妊娠期高血压，占总数的 43.6%。另外，肥胖的孕妈还容易患妊娠期糖尿病，妊娠期是女性一生中最容易发生糖尿病的阶段之一，对于肥胖妇女更是如此。

其次，肥胖的孕妈孕育的宝宝更容易出现先天畸形、巨大儿、宫内缺氧、出生后低血糖，长大以后还容易发生心血管疾病、代谢综合征、2 型糖尿病等慢性疾病。

最后，肥胖的孕妈顺产和剖宫产都不容易。顺产，盆底阻力太大；剖宫产，腹壁脂肪太厚，容易发生脂肪液化、切口感染等。

因此，孕妈应该注意合理饮食，适当运动，不要让体重增长过多，尤其是孕前已经肥胖或者超重的孕妈们，怀孕期间更应该注意。

孕期血糖高，控制饮食并不难

孕期血糖升高多数是平时管不住嘴的后果，确诊为“糖妈妈”以后，这也不敢吃，那也不敢吃，不知道可以吃什么，对糖妈妈”来说真的是一种“折磨”。其实，控制饮食真的没有那么难（图 7–4）。

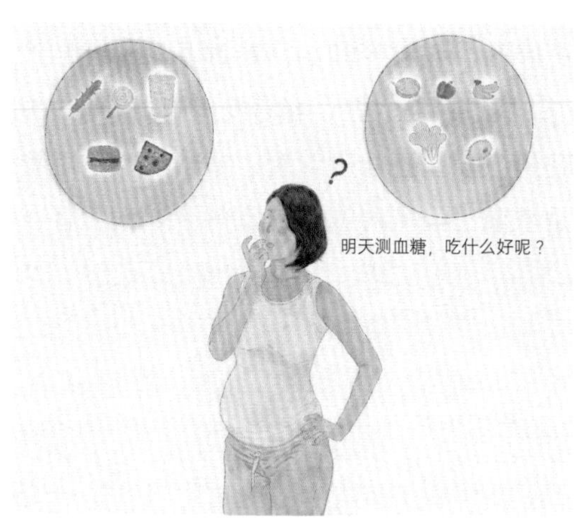

图 7-4　孕期“糖妈妈”饮食选择

一、什么食物可以吃？

1. 主食一定要吃，否则总热量摄入不够，会出现尿酮体，影响宝宝发育，碳水化合物主要来源于主食，其摄入量应占到总能量的 50% ~ 60%，每天不低于 175 g。建议优先选择纤维素含量高、血糖生成指数低的食物，以粗粮为主（糙米、燕麦等），减少精米、精面，粗细搭配。

2. 肉和蛋一定要吃，蛋白质摄入量要占总能量的 15% ~ 20%，这样才能满足孕妈妈和宝宝的需要。

3. 避免过度烹饪的食物，因为其中往往含有较高的脂肪，会使体重增加过多。

4. 饮食中脂肪摄入量应占总能量的 25% ~ 30%。饱和脂肪酸（饱和脂肪酸含量高的食物如动物油脂、红肉类、椰奶、全脂奶制品等）摄入量不应超过总摄入能量的 7%，不饱和脂肪酸如橄榄油、山茶油等应占脂肪供能的 1/3 以上。

5. 膳食纤维是不会产生能量的多糖，推荐每日摄入量为 25 ~ 30 g，可以选择燕麦片、荞麦面等粗杂粮，以及新鲜蔬菜、水果、藻类食物等。

6. 减少盐的摄入量（1 天不要超过 6 g）。

7. 选用低 GI 低的食物，如燕麦、全麦面包、苹果、梨、桃、脱脂牛奶等。

8. 避免浓缩糖和精制糖，浓缩糖含有较高的热量、较低的营养，应食用新鲜的水果（果糖）和奶（乳糖）。

美国食品药品监督管理局（FDA）批准的 5 种非营养性甜味剂可以在孕期适量使用，包括乙酰磺胺酸钾、阿斯巴甜、纽甜、食用糖精和三氯蔗糖。

温馨提示：新鲜水果中的果糖虽然升糖指数低，但大量摄入的时候，就会成为合成脂肪的原料，所以摄入量也不宜过多。

9. 还应该注意摄入维生素及矿物质，有计划地增加富含维生素 B_6、钙、钾、铁、锌、铜的食物，如瘦肉、家禽、鱼、虾、奶制品、新鲜水果和蔬菜等。

二、怎么吃？

少食多餐，定时定量。

1. 三餐加三次加餐，加餐是为了避免过度饥饿而使下一餐吃得太多。

2. 早、中、晚三餐摄入的能量控制在每日摄入总能量的10% ~ 15%、30%、30%，每次加餐摄入的能量占5% ~ 10%。

3. 早餐中碳水化合物占比最好小于10%，尽量选择低血糖指数食物，避免进食水果及果汁，牛奶量也要适当控制。

4. 其实饮食没有那么严格的忌口，要多样化，基本什么都可以吃，但都要适量，比如想吃蛋糕，那就偶尔吃一点，别可着劲天天吃就行。

三、各类食物的烹调方法

1. 主食：尽量选用杂粮饭，少选白米粥、小米粥、玉米粥等。

2. 肉蛋类：尽量选用煮、蒸的烹调方式，避免油炸、红烧等。

3. 蔬菜类：尽量用整颗，能不切就不切。选用水煮、凉拌的烹调方式，避免过度烹饪。

4. 尽量避免汤类食物，以素汤为主。

5. 吃水果时不可将水果榨成汁。

6. 三少（少糖、少盐、少油）。

适当运动，孕期与健康同行

适当运动是控制血糖不容忽视的环节，但是该怎么运动、做什么样的运动、运动量多大合适呢（图 7–5）？

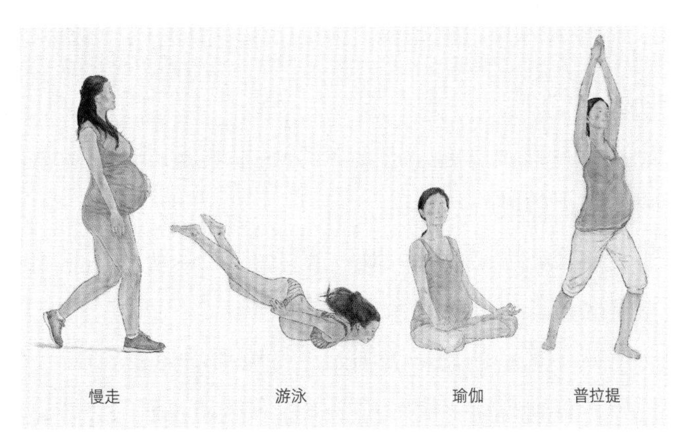

图 7-5 孕期可选的运动方式

一、运动方式

1. 推荐进行低至中等强度的有氧运动。怎么判断强度是否合适呢？最简单的方法就是说话测试，如果运动过程中可以自如说话，说明运动强度合适。

2. 推荐运动：走路、游泳、固定式脚踏车、瑜伽、普拉提等。

3. 应避免的运动：骑马、滑雪、公路自行车、拳击、足球等。

4. 孕中、晚期不建议做平卧位的运动，整个孕期不建议做静止不动的站立锻炼。

5. 对于生活在低海拔地区的孕妇，不要在海拔超过 1828.8 米的地方运动。

6. 如果您平时就是个喜欢运动的人，那么可以继续进行孕前的运动，有氧运动和力量训练均可，只要不出现不适症状即可。

7. 如果您平时就不运动，那么可以在妊娠的任何时候开始轻或中度有氧运动，包括游泳、行走、慢跑、固定式脚踏车、瑜伽或普拉提等，循序渐进。

二、运动时间

1. 应从第一口饭算起，进食 30 分钟后再运动，避免清晨空腹未注射胰岛素之前进行运动。

2. 每次运动时间控制在 30 ~ 40 分钟，运动后休息 30 分钟，一周 3 ~ 4 次为宜。

对于平时不运动的您，美国妇产科医师学会（ACOG）的建议是慢慢开始，直到每周 3 次；对于孕前有运动习惯的您，建议至少每周 3 次，或者每天运动。每次运动的时间控制在 20 ~ 60 分钟，也可以根据运动的不同而时间更长，您没有觉得不适就好。

如果您平时不运动，可以从每次 15 分钟甚至 5 分钟开始，每周 3 次，然后每次增加 5 分钟，当达到 30 分钟后，可以开始增加次数。

注意，如果您孕早期有明显的恶心、呕吐、疲劳，可以等这些反应消失以后再开始运动。

三、运动禁忌证

1. 绝对禁忌证

（1）明显血流动力学异常的心脏病。

（2）阻塞性肺部疾病。

（3）子宫颈机能不全或者宫颈环扎术后。

（4）多胎妊娠（三胎及以上）。

（5）持续阴道流血。

（6）前置胎盘（妊娠 28 周后）。

（7）先兆早产。

（8）胎膜早破。

（9）重度贫血。

（10）妊娠期高血压疾病控制不理想（包括妊娠合并慢性高血压者血压水平控制不理想及重度子痫前期者病情控制不理想）。

2. 相对禁忌证

（1）贫血。

（2）未经评估的心律不齐。

（3）慢性支气管炎。

（4）控制不良的 1 型糖尿病。

（5）极度的病态肥胖。

（6）极度的低体重（BMI < 12 kg/m^2）。

（7）既往极度静态的生活方式。

（8）胎儿宫内生长受限。

（9）控制不良的高血压。

（10）受限制的骨科疾病。

（11）控制不良的癫痫。

（12）控制不良的甲亢。

（13）重度吸烟者。

四、注意事项

1. 血糖水平< 3.3 mmol/L 或> 13.9 mmol/L 应停止运动。

2. 在运动前 1 ~ 2 小时进食一些健康小点心，运动时可随身携带饼干或糖果，出现头晕、出汗、乏力等低血糖征兆时可及时食用。

3. 出现下列危险信号时，您就需要停止运动了。

（1）阴道出血。

（2）头晕、头痛、胸痛、肌无力。

（3）腓肠肌疼痛或肿胀。

（4）羊水流出。

（5）规律疼痛的宫缩。

（6）在筋疲力竭前就有呼吸困难。

4. 为了同时维持胎儿和运动肌肉的适当血流、氧供和营养，不应穿着过紧的衣服。

5. 孕 13 周以后避免平躺或者俯卧，或者站立位。

6. 有氧运动有时会造成震动，尽管不会对胎盘或者胎儿造成影响，但也应穿着合适的支撑文胸（不是运动文胸）来保护增大的乳房组织。

7. 因为腹部增大导致重心偏移，运动时最好带腹带。

如果您是一位“糖妈妈”，一定要在专业医生的指导下，根据自身情况进行运动锻炼！

“糖妈妈”可以用胰岛素吗？

经过饮食和运动治疗，大多数的“糖妈妈”就能把血糖控制在正常范围内，但是，也有少部分“糖妈妈”需要胰岛素治疗。也就是说，当饮食营养和运动疗法控制血糖不满意时，就需要胰岛素治疗了。

一、什么是血糖控制不满意？

1. 空腹血糖持续达到或超过 5.3 mmol/L（95 mg/dL），和 / 或餐后 2 小时血糖持续达到或超过 6.7 mmol/L（120 mg/dL）。

2. 控制饮食后血糖可以正常，但出现饥饿性酮症（尿酮体阳性），多吃一点血糖就会超过孕期标准。

二、胰岛素安全吗？

“糖妈妈”不用担心，胰岛素不通过胎盘，对宝宝不会有什么影响。

三、胰岛素怎么用？

1. “糖妈妈”可以使用的胰岛素剂型包括超短效胰岛素、短效胰岛素、中效胰岛素和长效胰岛素。

2. 基础胰岛素治疗方案适用于空腹血糖或餐前血糖高的“糖妈妈”，可以在睡前注射长效胰岛素，或者在早餐前和睡前各 2 次注射 1 次中性鱼精蛋白锌胰岛素。

3. 对于餐后血糖升高的“糖妈妈”，可选择餐前短效或超短效胰岛素治疗方案，也就是餐时或三餐前注射超短效或短效胰岛素。

4. 胰岛素联合治疗方案是“长效或中效胰岛素”与“超短效或短效胰岛素”联合应用的一种方法，也就是三餐前注射短效或超短效胰岛素，睡前注射长效胰岛素或中性鱼精蛋白锌胰岛素，适用于空腹和餐后血糖均不达标的“糖妈妈”。

5. 妊娠合并 1 型糖尿病或者少数合并 2 型糖尿病血糖控制不理想的“糖妈妈”，可考虑使用胰岛素泵控制血糖。

“糖妈妈”的自我血糖监测

临床工作中经常会遇到这样的孕妈，给医生看的血糖记录单从来都是正常的，但一查糖化血红蛋白就不正常，不用说，就是想要“蒙混过关”（图 7–6）。

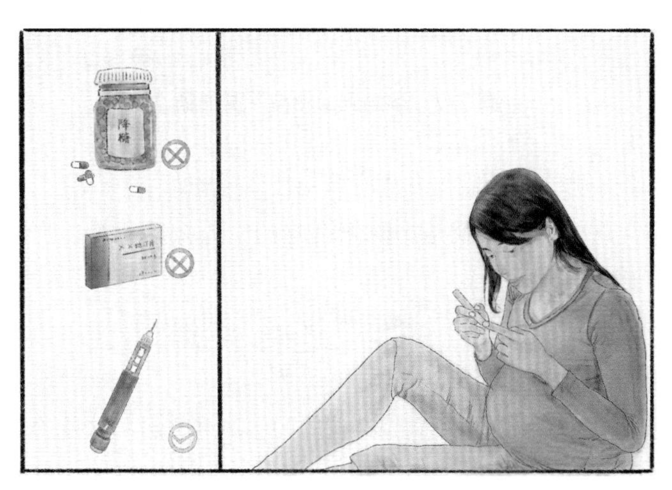

图 7-6 “糖妈妈”的自我监测禁忌

这些孕妈监测血糖好像是为了给医生一个满意的“答卷”，测血糖的那天控制一下饮食，再运动运动，所以测出来的血糖都是正常的，而不测血糖的大部分时间都是想吃什么吃什么，或者根本不活动。这样的做法是对自己和宝宝不负责任（图 7–7）。

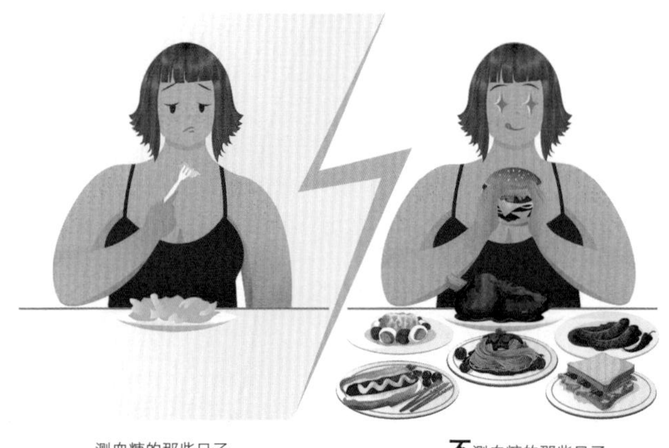

图 7-7　孕妈测血糖与不测血糖

那么正确的血糖监测方法应该是什么样的？

非常重要的一点就是平时怎么吃的、怎么运动的，监测血糖的那一天也要一样。

一、自我监测血糖方法

1. 刚刚发现血糖高，应先在营养门诊或者产科门诊就诊，让医生教给您怎么吃、怎么运动，然后饮食加运动治疗 3 天后做血糖大轮廓试验（监测血糖 7 次，包括三餐前 30 分钟、三餐后 2 小时和夜间血糖，同时查尿酮体）。

2. 血糖控制不好或者应用胰岛素治疗的孕妇，应每日监测血糖 7 次，包括三餐前 30 分钟、三餐后 2 小时和夜间血糖。

3. 血糖控制稳定的应用胰岛素治疗者，每周应至少行血糖轮廓试验 1 次，根据血糖监测结果及时调整胰岛素用量。

4. 不需要胰岛素治疗的妊娠期糖尿病孕妇，每周至少监测 1 次全天血糖，包括空腹血糖及三餐后 2 小时血糖。

二、血糖的控制目标

妊娠期糖尿病和孕前糖尿病的孕妇血糖均应控制在餐前≤5.3 mmol/L，餐后 2 小时≤ 6.7 mmol/L，夜间血糖不低于 3.3 mmol/L，糖化血红蛋白＜ 6.0%。

无论是妊娠期糖尿病还是妊娠前糖尿病，经过饮食和运动治疗血糖仍不能达标时，应及时加用胰岛素。

综上，只要您按照医生的嘱咐，该做糖耐量检查的时候就做，该监测血糖的时候就测，而且按规范做，按规范测，将血糖控制在达标范围内，就不会发生上面说到的并发症，尤其不会发生危及母儿生命的酮症酸中毒，另外，提醒患有糖尿病的孕妇，如果出现恶心、呕吐、乏力等不适，一定要及时到医院就诊，检查尿酮体，排除酮症酸中毒。

“糖妈妈”该怎么监测自己和宝宝的健康？

妊娠期糖尿病属于高危妊娠，如果血糖控制不满意，会严重威胁孕妈和宝宝的健康。比如，会导致孕妈妊娠期高血压、羊水过多、阴道炎的发生风险增加；会导致宝宝畸形、胎儿窘迫（宝宝在孕妈肚子里缺氧）、胎死宫内、巨大儿、宝宝出生后呼吸窘迫或低血糖等。所以一旦确诊为“糖妈妈”，除了按照医生的嘱咐控制饮食、适当运动、做好血糖自我监测以外，还要关注自己和宝宝的健康问题。

1. 除孕 20 ～ 24 周常规胎儿排畸超声外，还需要进行胎儿心脏超声检查，排除先天性心脏畸形。

2. 注意监测血压。除每次产检需要进行血压测定外，还需要在家自我监测血压，如血压超过 140/90 mmHg，或出现头晕、头痛等不适，应及时就诊。

3. 加强甲状腺功能及血脂的监测。甲状腺功能建议在妊娠的早、中期各检测 1 次。

4. 肾功能监测及眼底检查。每次产检均需要做尿常规，监测尿酮体和尿蛋白；每 1 ～ 2 个月进行一次肾功能测定及眼底检查。

5. 动态超声监测胎儿生长情况及羊水量。妊娠 20 周后通过动态监测评估胎儿生长状况；对于血糖控制不佳和使用胰岛素治疗的孕妇，妊娠晚期应每 2 ～ 4 周进行一次 B 超检查，以便早期识别胎儿生长发育异常。

6. 及时发现阴道感染。常规筛查阴道分泌物，注意观察有无白带增多、外阴瘙痒、尿频、尿急、尿痛等表现，如有不适应及时就诊；孕晚期常规进行阴道分泌物培养。

7. 胎心监护。A1 型妊娠期糖尿病孕妇应从妊娠 36 周开始进行胎心监护；A2 型妊娠期糖尿病或妊娠前糖尿病孕妇应从妊娠 32 周开始进行胎心监护。如合并其他高危因素，监护孕周可进一步提前。

8. 孕 28 周开始严格计数胎动。

（1）胎动计数的方法：孕妇左侧卧位计数胎动数，2 小时内准确计数达到 10 次即为满意的胎动。正常胎动 1 小时不少于 3 次，12 小时胎动次数应在 30 次以上。记录在表格中。

注意，数胎动时一定要找一个自己觉得舒适的体位，侧卧位或者坐位。连续动只算一次，停下来多久再动才算另一次没有统一标准，至少也要停下来数分钟之后再动才算。

（2）胎动怎么算不正常？

2 小时胎动少于 10 次；胎动减少、增加超过 50%（图 7–8）；胎动的规律发生了明显改变，本不应该动的时候开始动了，本应该动的时候不动了。都预示了宝宝可能有危险，需要及时去医院就诊。

注意，胎动多到多少算异常没有标准，但少是有标准的；胎动多没有标准，但突然的增多是宝宝缺氧的先兆。

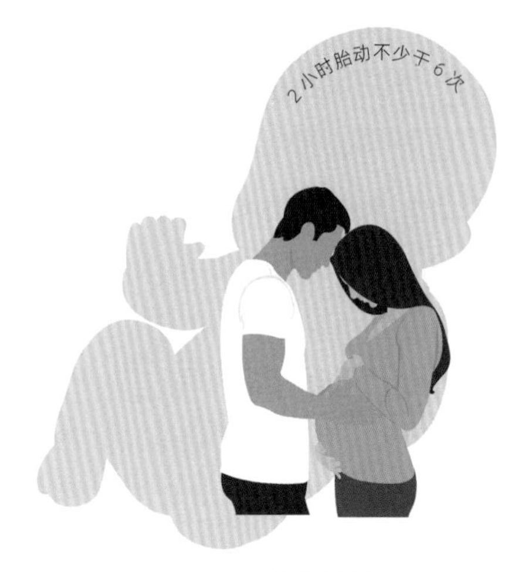

图 7-8　胎动次数监测

最后，提醒各位“糖妈妈”，如果出现不明原因恶心、呕吐、乏力、头痛，甚至昏迷时，请尽快到医院就诊，医生会给您进行血糖和尿酮体检查，必要时还要做血气分析，明确有没有糖尿病酮症酸中毒。

9. 心理支持。维护孕妇自尊，积极开展心理疏导。糖尿病孕妇了解糖尿病对母儿的危害后，可能会因无法完成“确保自己及胎儿安全顺利地度过妊娠期和分娩期”而产生焦虑、恐惧及低自尊的反应，严重者造成身体意象紊乱。若妊娠、分娩不顺利，胎儿产生不良后果，则孕妇心理压力更大，因此，应主动建议患者向有资质的机构咨询和改善心理问题。多学科之间的合作可以有效改善糖尿病管理质量，减轻心理问题造成的不良影响。鼓励其讨论面临的问题及心理感受。以积极的心态面对压力，并协助澄清错误的观念和行为，促进身心健康。

“糖妈妈”如何科学“坐月子”？

受老一辈传统观念影响，产妇坐月子存在一些观念上的误区。通常人们会觉得，祖祖辈辈传下来的经验一定是有道理的。然而事实是传统的未必可靠，经验也未必正确。从现代医学的角度看，传统坐月子的很多做法不仅对产妇健康无益，甚至还会带来潜在的危害。而对于“糖妈妈”们来说，更需要科学坐月子。

1. 产后注意休息：休息是坐月子的头等大事，产后需要在家里静养，注意睡眠，不要让自己过度疲劳，但绝不是整月躺在床上，动都不动，因为产褥期血液呈高凝状态，如果不动很容易导致血栓。所以，生完宝宝以后，只要体力允许，应尽早下地活动，对“糖妈妈”来说更应如此，适宜的运动有助于“糖妈妈”们调整好血糖，促使机体更好地康复。

2. 注意子宫恢复情况：产后要注意观察子宫的恢复情况，正常情况下，恶露的颜色由红变白，数量由多渐少，由血腥味到无味，一般一个月后排净，若恶露不净或出现异常，就要及时看医生。在产后42天要去医院做产后检查。“糖妈妈”抵抗力下降，容易合并感染，更应该注意恶露情况，保持外阴清洁卫生，避免产褥感染的发生。

3. 保持适宜的室内温度：房间的温度不宜过高，要常通风换气，杜绝门窗紧闭，要保持室内空气清新；为避免在换气时着凉，可以采用不对流的形式，房间换气时可以让产妇待在另一个房间内；夏季天气炎热，可以使用空调，让冷空气经过一个缓冲间再进入产妇房间，让室内温度保持在25℃左右，湿度保持在55%左右，以产妇感觉舒适为宜。

4. 保持心情愉快：由于生理上的变化，产后女性精神比较脆弱，加之压力增大，有可能发生产后抑郁症。因此，一定要使家里保持欢乐的气氛，尤其是丈夫应该多体谅妻子，在精神和生活上都给予支持；同时要鼓励母乳喂养，增加产妇与孩子的情感交流，有助于产妇和新生儿的健康。

5. 合理安排饮食：产后的前几天，产妇的身体非常虚弱，既要恢复自身的生理功能，还要哺乳，因此需要充分的热能和各种营养素，同时要顾及尚未完全恢复的肠胃功能。尽量少食多餐，从流食逐步过渡到普食，饮食宜清淡；夏季由于天气炎热，出汗相对较多，产妇要多喝些温开水，出汗较多时可饮用些淡盐水，从而保证体内电解质的平衡。“糖妈妈”们则需要根据血糖情况调整饮食，大多数糖妈妈产后可恢复正常饮食，但应避免高糖及高脂饮食。

6. 适当锻炼身体：坚持在月子里进行必要的身体锻炼，做一些产后体操，可以很好地恢复体质、体型，同时利于“糖妈妈”的血糖控制，但要避免提重物，因为提重物会影响子宫和盆底组织的恢复。

7. 做好随访指导：定期到产科和内分泌科复查，尤其是怀孕期间发现血糖升高，诊断为妊娠期糖尿病（GDM）者。不少女性认为 GDM 只存在于妊娠期，分娩后血糖即可恢复正常，这是一种错误的观点。

的确，多数“糖妈妈”分娩后血糖会恢复正常，但部分“糖妈妈”后续会发展为 2 型糖尿病（T2DM）。“糖妈妈”未来发生 T2DM 的风险是健康妇女的 7 ~ 10 倍。随访 10 年的研究发现，GDM 产妇发生 T2DM 者占 7.9%，发生糖尿病前期者占 39.4%。所以，“糖妈妈”一定要进行产后随访。

初次随访时间在产后4 ~ 12周，要做75g糖耐量试验（OGTT）；产后第一次随访OGTT结果正常的，以后每1 ~ 3年进行一次血糖检测。分娩后糖尿病诊断标准参照ADA非妊娠期诊断标准，如表7–2所示。

表7-2 ADA非妊娠期诊断标准

分类	FPG (mmol/L)	服糖后2 h血糖 (mmol/L)	HbA1c (%)
正常	< 5.6	< 7.8	< 5.7
糖耐量受损	< 5.6	7.8 ~ 11.0	5.7 ~ 6.4
空腹血糖受损	5.6 ~ 6.9	< 7.8	5.7 ~ 6.4
糖尿病	≥ 7.0	或≥ 11.1	≥ 6.5

“糖妈妈”在产后4 ~ 12周要复查75 g OGTT，评估糖代谢状态。如果结果正常，建议1年后再复查一次75 g OGTT，评估糖代谢状态；之后如无高危因素者每年监测空腹血糖和糖化血红蛋白水平，每3年监测75 g OGTT。如果结果异常，及时到内分泌科就诊。随访时建议进行身高、体重指数、腰围及臀围的测定，了解产后血糖的恢复情况，做好健康生活方式的指导，使其有良好的生活方式、合理的饮食、恰当的运动，保持身心的健康。

“糖宝宝”该如何护理？

妊娠期糖尿病（GDM）对宝宝的危害主要包括产伤、巨大儿、低体重儿、代谢异常、低血糖、低血钙、高胆红素血症等，也可能存在一定的远期效应，包括肥胖症、儿童生长异常、糖尿病罹患风险高等。所以，“糖妈妈”分娩的新生儿都属于高危新生儿，出生后的观察与护理尤为重要！

一、“糖宝宝”为何容易出现低血糖？

妊娠合并糖尿病时，高浓度的血糖通过胎盘进入胎儿血液循环，使胰岛素分泌增加，会直接导致胎儿高胰岛素血症，一旦宝宝娩出，中断了高血糖环境，极易出现低血糖。低血糖会对宝宝脑细胞造成永久性损害，后果严重。所以，宝宝出生后要尽早开始喂养，以预防低血糖的发生。

二、“糖宝宝”低血糖会有什么表现？

新生儿低血糖常没有什么症状，无症状性低血糖发生率是症状性低血糖的 10 ~ 20 倍，即使有，临床表现也缺乏特异性，多出现在生后数小时至 1 周内，或伴随其他疾病而被掩盖。

主要表现包括以下几点。

1. 精神反应不好，嗜睡、不易被唤醒，四肢松软。

2. 额头或全身出汗。

3. 脸色苍白或发紫。

4. 吃奶时吸吮无力或不愿吃奶。

5. 呼吸暂停，哭声微弱或尖叫。

6. 发生惊厥。

持续并且严重的低血糖可能会对大脑的神经元细胞造成不可逆转的损害，所以需要积极治疗，如果新生儿出现上述任何一项症状，都应立即就医。

三、如何监测“糖宝宝”血糖值？

宝宝出生即刻就要进行一次血糖检测，然后在初次喂养后（出生后 1.5 小时内）及出生后 24 小时内每 3 ～ 6 小时检测 1 次喂养前血糖。

有低血糖症状的宝宝需要随时监测血糖。

注意，出生后 4 小时内血糖水平≥ 2.2 mmol/L，24 小时内血糖水平≥ 2.6 mmol/L 是正常。

四、如何预防“糖宝宝”出现低血糖？

1. 早开奶。新生儿在生后 30 分钟即可开奶，建议母乳优先。母乳的消化周期一般为 1 ～ 2 小时，配方奶的消化周期为 3 小时左右。因此，对于新生宝宝，在按需喂养的原则下，如果宝宝一直沉睡不醒，每隔 2 ～ 3 小时要把宝宝叫醒及时喂奶（叫醒宝宝的绝招：捏捏耳朵，做做被动操，放放音乐）。因为宝宝低血糖状态时往往表现为嗜睡，若以为宝宝睡着了延误喂养，容易引起低血糖，后果很严重。但不是所有妈妈生产完后就立刻分泌乳汁，有的需要一两天的时间，甚至有些人就是母乳偏少的。在等待母乳的时间里，很多人会选择“干等”，就是什么也不喂。我们鼓励尽量母乳喂养，但可以不必那么执着，以免人为原因导致宝宝出现低血糖症及围产期脑损伤。

2. 注意保暖。寒冷可能会加重低血糖。

3. 注意有高危因素及低血糖史的宝宝。对于有高危因素的宝宝和因低血糖症住过院的宝宝，家长要谨慎留意宝宝状态，合理间隔哺乳，当发现宝宝有精神反应不好、嗜睡、拒乳等异常状态时，需要及时就医。

新生儿低血糖没有典型的症状，往往容易被忽视，对于有高危因素的宝宝，爸爸妈妈们应该多注意观察，有低血糖发生时尽早去医院诊治，以免发生不良后果。